爱心帖

专家提示

* 防止过度疲劳,特别是经期

* 合理饮食,多吃蔬菜、水果,少吃辛辣、刺激之品,不要额外摄取雌激素

* 定期检查,早发现、早治疗

* 保持外阴清洁、干燥

《专家诊治子宫肌瘤》

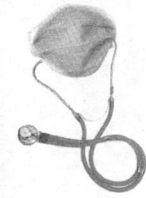

挂号费丛书 升级版

| 姓名 | | 性别 | | 年龄 | | 就诊卡号 | |

专家诊治
子宫肌瘤

| 科别 | 妇科 | 日期 | | 费别 | |

主 编 盛丹菁

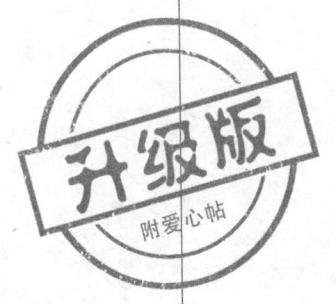

| 药价 | |

上海科学技术文献出版社

图书在版编目（CIP）数据

专家诊治子宫肌瘤/盛丹菁主编．—上海：上海科学技术文献出版社，2012.3
ISBN 978-7-5439-5024-5

Ⅰ．①专… Ⅱ．①盛… Ⅲ．①子宫肿瘤—诊疗 Ⅳ．① R737.33

中国版本图书馆 CIP 数据核字（2011）229574 号

责任编辑：何 蓉
美术编辑：徐 利

专家诊治子宫肌瘤
盛丹菁 主编
*
上海科学技术文献出版社出版发行
（上海市长乐路746号 邮政编码200040）
全国新华书店经销
常熟市人民印刷厂印刷
*
开本 850×1168 1/32 印张 5 字数 99 000
2012年3月第1版 2012年12月第2次印刷
ISBN 978-7-5439-5024-5
定价：15.00元
http://www.sstlp.com

总序

挂号费丛书·升级版

随着人们物质文化生活水平的提高，一旦生了病，就不再满足于"看病拿药"了。病人希望了解自己的病是怎么得的？怎么诊断？怎么治疗？怎么预防？当然这也和疾病谱的变化有关。过去，患了大叶性肺炎，打几针青霉素，病就好了。患了夜盲症，吃些鱼肝油丸，也就没事了。至于怎么诊断、治疗，怎么预防，人们并不十分关心。因为病好了，没事了，事过境迁，还管它干嘛呢？可是现代的病不同了，许多的病需要长期治疗，有的甚至需要终生治疗。许多病不只需要打针服药，还需饮食治疗、心理调适。这样，人们自然就需要了解这些疾病的相关知识了。

到哪里去了解？当然应该问医生。可是医生太忙，有时一个上午要看四五十位病人，每看一位病人也就那么五六分钟，哪有时间去和病人充分交谈。病人有困惑而不解，自然对医疗服务不满意，甚至对医嘱的顺从性就差，事实上便影响了疗效。

病人及其家属有了解疾病如何防治的需求，而门诊的医生爱莫能助。这个矛盾如何解决？于是提倡普及医学科学知识，报刊、杂志、广播、电视都常有些介绍，对一般群众增加些防病、治病的知识，当然甚好，但对于患了某病的病人或病人的家属而言，就显得不够了，因为他们有很多很多的问题要问。把与某一疾病相关的知识汇集成册，是一个

挂号费丛书·升级版

总序

好主意，病人或家属一册在手，犹如请来了一位家庭医生，随时可以请教。

上海科学技术文献出版社有鉴于此，新出一套"挂号费丛书"。每册之售价约为市级医院普通门诊之挂号费，故以名之。"挂号费丛书"尽选常见病、多发病，聘请相关专家编写该病的来龙去脉、诊断、治疗、护理、预防……凡病人或家属可能之疑问，悉数详尽解述。每册10余万字，包括数百条目，或以问诊方式，一问一答，十分明确；或分章节段落，一事一叙一目了然。而且作者皆是各科专家，病人或家属所需了解之事他们自然十分清楚，所以选题撰稿，必定切合需要。而出版社方面则亦在字体、版式上努力，使之更能适应各阶层、各年龄之读者需要。

所谓珠联璧合，从内容到形式，"挂号费丛书"确有独到之处。我相信病人或家属读了必能释疑解惑，健康的人读了也必有助于防病强身。故在丛书即将出版之时，缀数语于卷首，或谓之序，其实即是叙述我对此丛书之认识，供读者参考而已。不过相信诸位读后，必谓我之所言不谬。

复旦大学附属中山医院内科学教授

上海市科普作家协会理事长

杨秉辉

挂号费丛书·升级版总序

患了子宫肌瘤可能会有的一些表现

月经改变 ·················· 002
  月经究竟是怎么回事 ·········· 002
  如何识别月经的正常与异常 ······ 004
  子宫有肌瘤，月经就会改变吗 ···· 005
  子宫肌瘤为什么会
    导致月经改变 ············ 006

下腹部肿块 ·················· 008
  子宫肌瘤在哪些情况下会
    表现为"腹块" ············ 008
  怎样的下腹部肿块提示子宫肌瘤 ··· 009

白带异常 ·················· 010
  女性怎么会有白带 ············ 010
  白带与月经有关吗 ············ 010
  白带有何功能 ············· 011
  什么叫白带异常 ············ 012
  子宫有肌瘤，白带为何会异常 ···· 012

压迫症状 ·················· 013
  什么叫压迫症状 ············ 013

目录

患者为何常有腰酸背痛、下腹坠胀 …… 013
子宫肌瘤怎么会影响排尿、排便 …… 014

不孕 …………………………………… 015
何谓"不孕" ……………………………… 015
受孕必须具备哪些条件 ………………… 016
受孕过程有多复杂 ……………………… 016
怎样的子宫肌瘤会造成不孕 …………… 019
子宫肌瘤是怎样导致不孕的 …………… 021

继发性贫血 …………………………… 022
什么叫继发性贫血 ……………………… 022
月经血脏不脏 …………………………… 023
哪些类型的子宫肌瘤会造成贫血 ……… 024

子宫肌瘤的变性 ……………………… 025
肌瘤变性是什么意思 …………………… 025
肌瘤怎么会变性 ………………………… 026
肌瘤可能发生哪些变性 ………………… 026

子宫肌瘤的并发症 …………………… 029
哪种子宫肌瘤会发生扭转 ……………… 029
哪些子宫肌瘤最易继发感染 …………… 029

了解一些子宫及子宫肌瘤的常识

子宫——肌瘤的温床 …………………… 032

子宫是人体哪种器官？属于哪个系统 …… 032
子宫啥样？有多大 …………………… 032
子宫的组织结构如何 ………………… 033
子宫"躲"在何处 ……………………… 034
子宫有什么生理功能 ………………… 035

子宫肌瘤的真相 …………………… 036
为什么称子宫肌瘤为"妇科第一瘤" …… 036
子宫肌瘤是种什么性质的瘤 ………… 036
肌瘤可发生在子宫哪些部位 ………… 037
子宫肌瘤会不会移位 ………………… 037
畸形子宫会不会长肌瘤 ……………… 039

子宫肌瘤发生的原因 ……………… 040
有无遗传因素影响 …………………… 040
是否与雌激素相关 …………………… 040
孕激素可能推波助澜么 ……………… 041

子宫肌瘤的诊断与鉴别诊断

诊断 ………………………………… 043
诊断子宫肌瘤难不难 ………………… 043
子宫肌瘤可行哪些辅助检查 ………… 044

鉴别诊断 …………………………… 046
如何与妊娠子宫鉴别 ………………… 046

如何与子宫肥大症鉴别 …………… 047
如何与畸形子宫鉴别 ……………… 047
如何与卵巢肿瘤鉴别 ……………… 048
如何与子宫腺肌病及腺肌瘤鉴别 …… 049
如何与盆腔炎性肿块鉴别 ………… 050

子宫肌瘤的治疗

随访观察 ……………………………… 054
哪些患者可以静观其变 …………… 054
如何随访观察 ……………………… 055

药物治疗 ……………………………… 055
哪些患者可试用药物治疗 ………… 055
雄激素有啥作用 …………………… 055
促性腺激素释放激素类似物怎么用 …… 056
抗孕激素药米非司酮的效果如何 …… 058
孕三烯酮管用吗 …………………… 059
中医如何辨证施治 ………………… 060

子宫动脉栓塞术 ……………………… 061
子宫动脉栓塞术是一种手术吗 …… 061
子宫动脉栓塞术起什么作用 ……… 062
哪些子宫肌瘤患者适合子宫
　　动脉栓塞术 ……………………… 063
哪些子宫肌瘤患者不适合子宫

动脉栓塞术 ……………………… 064
　　子宫动脉栓塞术后可能出现什么反应 …… 064
　　子宫动脉栓塞术有并发症吗 …………… 065
　　子宫动脉栓塞术治疗子宫肌瘤
　　　有何优点 ………………………… 065

手术治疗 ………………………… 066
　　哪些患者需手术治疗 …………… 066
　　哪些情况适用子宫肌瘤切除术 ………… 067
　　如何切除子宫肌瘤 ……………… 068
　　哪些患者适合腹腔镜子宫肌瘤切除术 …… 069
　　哪些患者不适合腹腔镜子宫肌瘤
　　　切除术 ………………………… 070
　　什么叫腹腔镜辅助子宫肌瘤切除术 …… 071
　　哪类子宫肌瘤可经宫腔镜摘除 ………… 071
　　子宫肌瘤切除后会不会复发 …………… 072
　　子宫肌瘤切除术后隔多久可以怀孕 ……… 073
　　哪些肌瘤患者应行子宫切除术 …………… 074
　　切除子宫会影响性生活吗 ……………… 075
　　子宫切除后还要参加妇科普查吗 ………… 076

子宫肌瘤合并妊娠

　　子宫肌瘤合并妊娠的发生率高吗 ………… 079
　　怀孕后查出子宫肌瘤怎么办 …………… 080
　　子宫肌瘤会不会妨碍妊娠的进展 ………… 081

子宫肌瘤对胎儿有何不良影响 …………… 082
子宫肌瘤会影响胎盘位置吗 ……………… 083
子宫肌瘤可能导致难产吗 ………………… 085
妊娠期间子宫肌瘤可能发生哪些变化 …… 086
产后还会出现并发症吗 …………………… 088

子宫肌瘤的常见并发症

卵巢的结构和作用如何 …………………… 091
输卵管的结构与功能如何 ………………… 092
卵子的产生过程是怎样的 ………………… 093
卵子是如何迁移的 ………………………… 094
卵巢分泌的性激素有何生理作用 ………… 095
为什么说月经是女性发育的信号 ………… 096
月经与排卵有怎样的关系 ………………… 098

功能失调性子宫出血 …………………… 099
功能失调性子宫出血是种什么病 ……… 099
怎么会发生无排卵性功血的 …………… 100
哪些女性好发无排卵性功血 …………… 101
无排卵性功血的主要症状是什么 ……… 102
子宫怎么会不规则出血的 ……………… 102
凭哪些可初步诊断为无排卵性功血 …… 104
哪些特殊检查有助于诊断
　无排卵性功血 ………………………… 105
什么叫基础体温？如何测量 …………… 106

能否从基础体温辨识无排卵性功血 …… *107*

检查阴道脱落细胞为何能了解卵巢功能 …… *108*

无排卵性功血时阴道涂片有何表现 …… *108*

宫颈黏液如何反映卵巢功能？

　怎么查 …… *109*

无排卵性功血时宫颈黏液有何特征 …… *110*

为了解卵巢功能该测定哪几种激素 …… *111*

诊断性刮宫有什么作用 …… *112*

无排卵性功血时子宫内膜有何特征 …… *113*

怎样治疗无排卵性功血 …… *114*

刮宫后子宫出血还不止怎么办 …… *115*

小姑娘大出血怎么办 …… *116*

哪些患者适用孕激素内膜脱落法 …… *117*

哪些患者适用合成孕激素

　内膜萎缩法 …… *117*

功血血止后的下一步措施是什么 …… *118*

还有什么方法可控制月经周期 …… *119*

如何诱发卵巢排卵 …… *120*

为什么围绝经期功血患者无需

　诱发排卵 …… *121*

哪些无排卵性功血患者应当

　手术治疗 …… *122*

排卵性功血有哪几种类型 …… *123*

"黄体功能不足"的原因何在 …… *123*

黄体功能不足时月经周期有何异常 …… *124*

如何诊断黄体功能不足 …… *125*

黄体功能不足有何不良后果 …………… *125*
怎样能使黄体功能由"不足"变为"足"…… *127*
什么是"黄体萎缩不全" …………………… *128*
如何确诊黄体萎缩不全 …………………… *128*
如何能使黄体按时萎缩 …………………… *129*

子宫内膜癌 ………………………………… *130*
子宫内膜癌的发病率怎么会
 逐步上升 ……………………………… *130*
雌激素是子宫内膜癌的诱因吗 ………… *131*
绝经后肥胖妇女为何患
 子宫内膜癌多 ………………………… *132*
子宫内膜癌有哪几种类型 ……………… *134*
子宫内膜癌通过哪些途径转移 ………… *136*
子宫内膜癌有哪些征象 ………………… *137*
怎样能早期发现子宫内膜癌 …………… *139*
子宫内膜癌是怎样划分期别的 ………… *140*
子宫内膜癌有哪些治疗方法 …………… *141*
如何预防子宫内膜癌 …………………… *144*

挂号费丛书·升级版总书目

患了子宫肌瘤可能会有的一些表现

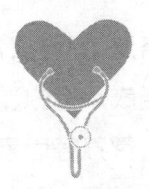

姓名 Name _____ 性别 Sex _____ 年龄 Age _____
住址 Address _____
电话 Tel _____
住院号 Hospitalization Number _____
X 光号 X-ray Number _____
CT 或 MRI 号 CT or MRI Number _____
药物过敏史 History of Drug Allergy _____

月经改变

月经究竟是怎么回事

回答这个问题,需从青春期说起。青春期是人类从儿童期至成年期的过渡时期,其起止时间因人而异(受遗传、环境、营养等因素影响而有个体差异),9~20岁,可分为3个阶段。从第二性征开始出现至月经初潮前止,9~12岁,为青春早期,以体格生长突增为主。13~16岁为青春中期,以生殖器官及第二性征发育为主,出现月经初潮。进入青春中期后,女孩的骨盆逐渐增宽,音调逐渐变高,皮下脂肪沉积逐渐增多,尤其在胸、肩、臀部为显著,从而显现女性特有的体态。自出现周期性月经至生殖功能完全成熟、身高增长停止,为青春晚期,年龄为17~20岁。所谓第二性征,是指标志性别的特征,包括乳房的发育、阴毛与腋毛的生长以及体态的成型。生殖器官则为第一特征。由上所述可见,月经初潮仅是青春期发育的一个重要标志,并非青春期开始的标志,而乳房发育早于月经初潮。

青春期开始后,受中枢神经系统最高级部分——大脑半球控制的下丘脑(在大脑底部)-腺垂体(垂体位于颅底的蝶鞍内,通过垂体柄与下丘脑相连,垂体前部为腺垂体,后部为神经垂体)分泌活动增强;卵巢(女子性腺)对腺垂体分泌的卵泡刺激素的反应性提高,卵泡发育升级,分泌的雌激素增多,促使子宫内膜增生。然而,由于众多卵泡中无一能发育成熟,随后纷纷萎缩退化,雌激素产量急剧减少,子宫内膜因失去支持而坏死、脱落、出血,出现第一次"月经",称月经初潮。初潮以后的一年半载中,由于月经周期调节机制——下丘脑—腺垂体—卵巢轴的功能尚不成熟,月经往往不规律。直到下丘脑、腺垂体及卵巢三者相互调节与相互制约的关系稳固建立,"月经"才会名副其实地月月来潮,而且间隔的天数相对稳定。那么,名副其实的月经究竟是怎么回事呢?

在腺垂体卵泡刺激素的作用下,左、右卵巢里每个月都各有成批原始卵泡生长发育并分泌雌激素,但一般最后仅一侧卵巢内有一个优势卵泡成熟。成熟卵泡分泌雌激素量多,促使子宫内膜进一步增生。尔后,在腺垂体卵泡刺激素与黄体生成素的协同作用下,成熟卵泡排出一个卵子,留下的空壳随即变成黄体。黄体继续分泌雌激素,但主要产生孕激素,作用于增生期子宫内膜,使其发生分泌变化。黄体分泌的雌、孕激素达到一定量,即反馈抑制下丘脑-腺垂体的分泌活动。如果排出的卵子进入输卵管后,未遇精子(即未受精,或者说未受孕),由于腺垂体黄体生成激素的减少,卵巢内的黄体将在14日左右后,自行萎缩,结束"生命"。黄体萎缩,不再产生雌、孕激素,分泌期子宫内膜失去它们的支持,就皱缩、坏死脱落,血管破裂出血,经宫颈、阴道外流的血,就是月经。

月经来潮后,下丘脑-腺垂体所受的抑制也解除而重

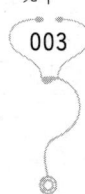

新活动,卵巢里又有成批卵泡开始发育并产生雌激素,刺激子宫内膜重新生长而修复创面,血管封闭,流血停止,月经也就干净结束。重新生长的子宫内膜不断增生,卵巢内又有优势卵泡出现,进一步发育成熟、排卵,黄体形成而产生孕激素,一切变化周而复始。

总之,所谓月经,乃是子宫内膜在卵巢周期性分泌的雌激素与孕激素作用下,发生的周期性出血的生理现象;是下丘脑、腺垂体与卵巢三者相互调节与制约的结果。

如何识别月经的正常与异常

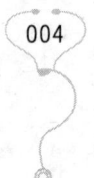

随着月经调节机制——下丘脑—腺垂体—卵巢轴功能的成熟,女孩在初潮一二年后,月经不但月月来潮具有周期性,并且趋向于规律化。月经正常与否,应从以下几方面分辨:

(1)月经周期:是指两次月经相隔的时间,即从月经来潮的第1日起,算到下次月经来潮的前1日止,称为1个周期。月经周期的长短虽因人而异,但每位妇女的月经周期应当相对恒定,有自己的规律性。如果周期长短相差很大,那就不正常。

(2)月经持续时间:即所谓的经期,每次行经日数大多在3~5日,正常范围为2~7日。倘若出血时间过长,当然异常。

(3)经量:为一次月经的总失血量。一般在行经的第2、第3日出血量最多,总失血量为30~50 ml左右。

如果经量＞80 ml,为月经过多,属病理状态。

（4）经血特征：经血一般呈暗红色,血中混有子宫内膜碎片、子宫颈黏液及脱落的阴道上皮细胞。由于经血中含有来自子宫内膜的大量纤溶酶,能溶解血中的纤维蛋白,故经血不凝、呈液态居多,偶见细小凝粒。如果出现大凝血块,肯定出血过多,有问题。

（5）经期反应：月经虽然是正常生理现象,却有可能伴发一些局部或全身反应。少数女性在月经期间,由于盆腔充血,会感觉下腹作胀、腰酸下坠等；由于子宫内膜释放的前列腺素促使子宫肌层发生节律性收缩,会感觉子宫收缩痛。此外,个别可有膀胱刺激症状（如尿频）、轻度神经系统不稳定症状（如头痛、失眠、精神抑郁、易于激动等）、胃肠功能紊乱表现（如恶心、呕吐、便秘或腹泻）,甚至易于感冒、鼻黏膜出血等。然而,无论是局部的还是全身的经期反应,都很轻微。要是症状严重,影响学习和工作,那就异常,必须就医诊查。

子宫有肌瘤，月经就会改变吗

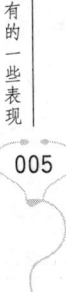

月经改变是子宫肌瘤的最常见症状,也可能是子宫肌瘤发出的最早信号。不同类型的子宫肌瘤,其临床表现不同。子宫有肌瘤,月经不一定改变。需知子宫肌瘤可发生于子宫的任何部位,肌瘤所在部位不同,对月经的影响有异。如果是宫颈肌瘤、子宫韧带肌瘤,不会引起月经改变。至于子宫体肌瘤是否影响月经,取决于它的大小、生长速度及发展方向。凡子宫体肌瘤皆原发于肌层,肌壁间肌瘤个儿小、生长缓慢,即使数目多些、留在原位,也不会引起月经改变。大的肌壁间肌瘤,即使单个,必定导致月经量增多、月经持续时间延长。肌壁间肌瘤向子宫浆膜面发展、生长,表面仅由子宫浆膜覆盖而突出子宫表面,形成浆膜下肌瘤,甚或继续向外生长、脱离肌层而演变成带蒂浆膜下肌瘤,不影响月经。子宫体侧壁的肌壁间肌瘤向阔韧带两叶间生长,演变成阔韧带内肌瘤也不会引起月经改变。要是肌壁间肌瘤向内、向子宫内膜方向生长,突入子宫体腔,仅由内膜覆盖表面(无论部分表面或全部表面),演变成黏膜下肌瘤,即使个儿不大,或者仅有一蒂与子宫内膜相连,必然伴发经量过多、经期延长,甚至不规则子宫出血。

子宫肌瘤为什么会导致月经改变

单纯由子宫肌瘤引起的月经改变,主要表现为经量过多、经期延长或不规则子宫出血。在月经周期中,首先是在腺垂体卵泡刺激素的作用下,双侧卵巢内皆有成批原始卵泡生长发育并分泌雌激素使子宫内膜增生;继而,一个优势卵泡脱颖而出,在腺垂体卵泡刺激素及黄体生成素的协同作用下,成熟排卵,留下空壳变成黄体。黄体继续分泌雌激素,主要产生孕激素,使增生的子宫内膜发生分泌变化,准备迎接可能驾临的贵宾——受精卵。如果排出的卵子,未遇精子,黄体分泌的雌、孕激素达到一定量,即反馈抑制下丘脑-腺垂体的分泌活动。由于腺垂体分泌的黄体生成素迅速减少,黄体自行萎缩,不再产生雌、孕激素,已发生分泌变化的子宫内膜失去支持就全面崩溃,坏死、脱落、血管破裂出血而"月经"来潮。与此同时,下丘脑-腺垂体因所受的抑制解除,重新活动,左右卵巢里又有原始卵泡开始发育并产生雌激素,刺激子宫内膜重新生长,修复创面而流血停止。

月经血是子宫内膜创面血管破裂而流出来的血。破裂的血管先被那纵横交错似网状的子宫平滑肌束收缩箝闭;后因破口有血栓形成而闭塞、而出血止。子宫内膜面积因肌瘤而扩大、子宫内膜血管因肌瘤而增多,那么,全面脱落后留下的创面就大,破裂的血管就多,出血量(即经量)必然增多,此其一。子宫内膜创面的修复有赖于新内膜的生长,那么,创面越大,修复工程越大,所需时间愈长,经期必然延长,此其二。

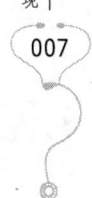

子宫赘生较大的肌壁间肌瘤时,子宫体积增大,内膜表面积增加;内膜及肌层内静脉丛受肌瘤压迫而扩张并充血;肌瘤妨碍子宫平滑肌束收缩、收敛难以箝闭破裂的血管,凡此种种理所当然会造成经量增多、经期延长。

子宫赘生黏膜下肌瘤时,子宫内膜表面积增加更多。子宫内膜的正常面积,约 15 cm^2,赘生大的黏膜下肌瘤时,可扩大 15 倍以上。整个子宫的出血面积大;肌瘤表面黏膜剥脱后,肌瘤又不能收缩,由此导致经量更多,经期更长。一旦发生坏死,黏膜下肌瘤表面溃烂,则引起持续性或断续流血。

下腹部肿块

子宫肌瘤在哪些情况下会表现为"腹块"

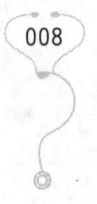

子宫肌瘤会不会以"下腹部肿块"姿态出现,取决于肌瘤的大小及类型。子宫肌瘤绝大多数发生在子宫体部。子宫体部肌层的平滑肌细胞和肌层血管壁的平滑肌细胞是肌瘤的始祖。子宫肌壁间肌瘤初生长时,仅在显微镜下才能发现,待等肉眼能看到时,至少也有米粒般大。肌瘤大多生长缓慢,如果始终留在肌壁内继续生长,致使子宫体增大犹如妊娠3个月以上,出骨盆腔而升入腹腔,才会在下腹部被触及。要是患者偏瘦、腹壁薄,那可能还会提早发现下腹部有肿块,尤其在清晨,当充盈的膀胱将子宫体往上推时,更易摸到。要是肌壁间肌瘤向内膜面生长,突入子宫腔,在子宫腔内逐渐长大,像肌壁间肌瘤那样使子宫增大到一定程度,也会表现为"下腹部肿块"。子宫体前壁的肌壁间肌瘤,若向浆膜面发展,演变成浆膜下子宫肌瘤,越长越大、突出表面时,无论是单个还是多个"下腹部肿块",都可能是最早出现、甚至为唯一的征象,子宫体侧壁的肌壁间肌瘤向阔韧带内发展,子宫体与肌瘤两者横连,体积较大,亦易形成"下腹部肿块"而被发现。

至于子宫颈肌瘤,常为单发性,偶尔会长得很大,以致子宫体像一顶高帽子那样戴在增大的子宫颈上面,被推出骨盆腔而被患者摸到,发现下腹部有个小肿块。

怎样的下腹部肿块提示子宫肌瘤

在下腹部摸到一个凸出来的块物,称为"腹块"。块物可长在腹部表面,这种腹壁块物不随呼吸移动。腹腔内的块物则随呼吸动作移动。下腹部肿块有可能是生理现象,如左下腹块,很有可能是积粪;又如下腹正中的块物,则有可能是被忽视的妊娠子宫。不过,还是由疾病引起的居多。

下腹部内肿块的来源多多,可能来自腹腔脏器,像肠道肿瘤、肠系膜或大网膜囊肿,甚至是游走脾等;也可能来自盆腔器官,如卵巢肿瘤、输卵管积水或输卵管卵巢囊肿,甚至阑尾包块等。

子宫位于骨盆腔中央,它的正常位置由骨盆底组织及4对韧带维持,子宫肌瘤无论持续生长到多大、发展成什么类型总离不开母体——子宫,与子宫保持联系。因此,子宫赘生肌瘤所形成的腹部块物,一般都在下腹正中、耻骨联合上方,有时略微偏向一侧。子宫体有肌壁间肌瘤,无论源自前壁还是右壁;黏膜下肌瘤的情况相仿,所形成的下腹部肿块(即增大的子宫)总在下腹部正中,呈球形或长圆形,表现平整、质地较硬,可向左、右推动。要是下腹部肿块偏向一侧、较横阔、质地较硬、不活动,提示子宫阔韧带内肌瘤可能性大。倘若下腹部扪及质硬肿块,表面不平,有球形凸起,多半是浆膜下子宫肌瘤。如

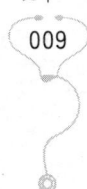

果患者摸到下腹部正中有个小小的、扁扁的肿块,有可能是被巨大宫颈肌瘤推出盆腔的子宫体,尤其还有膀胱、直肠压迫症状者。

白带异常

女性怎么会有白带

所谓白带,是女性阴道里流出来的液体,亦即阴道排液。正常情况下,阴道排液呈白色,时而具有黏性,能拖长如带状,故称白带。

白带由阴道黏膜的渗出液、子宫颈和子宫体内膜腺体的分泌物以及输卵管内膜的分泌物混合组成。它不是单纯的水状液体,内含阴道、子宫和输卵管在新陈代谢过程中脱落的上皮细胞、白细胞和乳酸杆菌等一些非致病性细菌。如果阴道黏膜的渗出液较多,白带比较稀薄;子宫颈腺体分泌的黏液较多,白带就黏而透亮;阴道黏膜渗出水分少而脱落细胞较多,白带稠厚呈糊状。

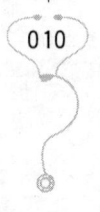

白带与月经有关吗

白带与月经,"一白一红"都是女性特有的正常生理现象。女性一般在青春前期,当卵巢内开始有原始卵泡发育并分泌雌激素而促使内、外生殖器和乳房发育时,即有少量白带。白带的出现宣告青春期开始。女性先有白带,后来月经,此时的白带以阴道黏膜的渗出液及脱落的上皮细胞为主,呈白色、稀糊状,无气味。女性一旦进入青春中、晚期,卵巢逐渐发育成熟而有排卵,白带的质与量即随月经周期变化。其量的多少与雌激素水平及盆腔、子宫的充血程度有关。在月经中期、卵巢即将排卵前,由于雌激素水平高,刺激子宫颈腺体产生较多黏液,白带量多、透明、像蛋清样具有黏性。在月经来潮前三四天内,由于盆腔充血,阴道渗出液增多并含有较多的上皮脱落细胞,白带量也稍多,但变混浊稠厚。女性绝经后,卵巢功能衰退,体内雌激素水平大大低落,导致阴道萎缩,渗出液减少;子宫颈腺体分泌减少,白带极少、几乎无。

白带有何功能

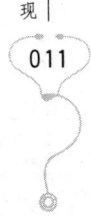

虽说白带与月经都是女性的正常生理现象,然而,白带尚有月经所无的生理功能。成年女子阴道的长度和宽度增加,阴道黏膜出现很多横行皱襞,构成阴道黏膜的细胞增生,层次增多,并且细胞内有较多的糖原积聚。糖原随液体渗出,在阴道内正常寄生菌——乳酸杆菌的作用下,酵解成乳酸,使阴道内环境呈酸性,从而能抑制由外界侵入的致病菌的生长。这一"阴道自净作用"是女性生殖道的重要防御功能。

白带的另一主要组成——子宫颈腺体分泌的黏液呈碱性,它既可堵塞子宫颈外口,使细菌不易通过;又能使那些不怕乳酸、径直"闯入"子宫颈管的细菌,因不耐受碱性环境而死亡。

白带除了具有防御细菌入侵上生殖道(子宫体、输卵管)的第一功能以外,附带还有润滑阴道,有利于性生活进行的第二功能。

什么叫白带异常

如果白带的色、质与量发生异常改变,称为白带异常。白带异常可能仅仅表现为量的增多,更可能同时有性状方面,即色、质或气味的改变。不同疾患引起的白带异常不同。生殖道急性化脓性细菌感染时,阴道排出黄绿色或黄色黏稠液体,如脓样,有臭味。生殖道肿瘤、炎症和宫内节育器可引起血性白带、呈红色、棕色或黑色,决定于出血量的多寡及出血速度。阴道滴虫感染时,阴道排液呈黄白色或灰白色、泡沫状。豆腐渣样或凝乳状白带,是阴道念珠菌感染的特征。如果白带呈黄水样,很可能是生殖道肿瘤有坏死变性。至于多量的无色透明、黏性白带,外观与正常白带相似,然而像月经那样阵流,则常见于应用雌激素类药物后、卵巢功能失调或盆腔充血者。

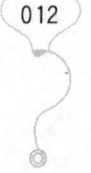

子宫有肌瘤,白带为何会异常

子宫体肌壁间肌瘤长大,导致子宫内膜面积增加、腺体增多;压迫子宫内膜静脉,导致子宫内膜充血,均使内膜分泌物增多而白带量增多。子宫体赘生黏膜下肌瘤时的情况相同，内膜面积增加、腺体增多而分泌物不断，亦引起白带量的增多。带蒂的黏膜下肌瘤如被子宫收缩挤入阴道，其表面组织常发生坏死、形成溃疡而继发感染，必然出现大量脓血性白带、腥臭且常杂有腐肉样组织物。带蒂的子宫颈黏膜下肌瘤引起白带异常的原因雷同。

压迫症状

什么叫压迫症状

子宫位于骨盆腔中央，介于膀胱与直肠之间，又"躲"在弯弯曲曲、全长约5～6m的小肠及粗粗肥肥的乙状结肠下，彼此间关系密切。在这样的处境下，如果子宫赘生肌瘤，长大到一定程度，能不挤压邻近脏器、周围组织吗？由此而引起的种种主观感觉或客观征象，称为压迫症状。

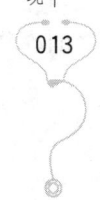

患者为何常有腰酸背痛、下腹坠胀

内生殖器主要由交感神经与副交感神经支配。交感神经纤维自腹主动脉前神经丛分出。它进入骨盆腔后，分为卵巢神经丛和骶前神经丛。骶前神经丛大部分在子宫颈旁形成"骨盆神经丛"，分布至子宫体、子宫颈及膀胱上部等。骨盆神经丛中，还有来自第Ⅱ、Ⅲ、Ⅳ骶神经的副交感神经纤维，并含有向心传导的感觉神经纤维。简而言之，子宫体与子宫颈的顶头上司是在子宫颈旁的"骨盆神经丛"。

子宫肌瘤无论长在什么部位、属何种类型，只要个儿小，大多无明显症状。要是肌瘤持续生长，必然伴有子宫血流增加和盆腔充血，两种变异均刺激骨盆神经丛；子宫因赘生肌瘤而体积增大、重量增加，尤其当肌瘤位置低，长在子宫体下部、子宫颈或在阔韧带内时，子宫尽管有4对韧带支持，必将从原位有所下移而压迫骨盆神经丛，引起腰酸背痛及下腹坠胀感，并在久坐、久立、久行、劳累后加重。

子宫肌瘤怎么会影响排尿、排便

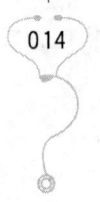

浆膜下肌瘤一般不引起症状，但长在子宫体前壁或后壁者，可相应压迫膀胱或直肠而导致尿频、尿不畅、尿潴留，或排便困难、里急后重。输尿管上接肾脏的肾盂，往下进入盆腔后，沿阔韧带后叶下行，达子宫颈内口水平后，在子宫动、静脉下方与膀胱连接。故而，阔韧带内肌瘤可压迫同侧输尿管，导致输尿管积水、肾盂积水；甚至压迫盆腔静脉或神经，出现下肢水肿、盆腔疼痛。肌壁间肌瘤，向前或向后膨凸，尤其位于子宫体下部者，可压迫前方膀胱或后方直肠，影响排尿或排便。

子宫颈前唇巨大肌瘤可压迫膀胱引起尿频，或压迫尿道引起尿不畅、尿潴留；若使膀胱三角区（即膀胱底的内面，其上方两侧角为左、右输尿管开口，其下方尖端为尿道内口）扭转倾斜以致输尿管移位或压迫输尿管下端，则引起输尿管积水，甚至肾盂积水而伴发肾盂肾炎。子宫颈后唇肌瘤，如凸入子宫直肠陷凹，可压迫直肠引起便秘、排便困难或便意频发。嵌顿于骨盆底的子宫肌瘤，更可妨碍盆腔静脉回流，引起下肢水肿或诱发痔疮；也可压迫神经引起下肢疼痛。

不孕

何谓"不孕"

按国内标准，凡婚后有正常性生活、未采取避孕措施、共同生活2年之久而未受孕者，称为"不孕"。据国内1989年的资料统计，不避孕的夫妇，60%在婚后6个月内怀孕，80%在9个月内怀孕，85%～90%在1年内怀孕，约有4%迟至婚后第2年才怀孕。婚后未避孕而从未妊娠者，为"原发性不孕"；曾有妊娠，以后未避孕而连续2年未受孕，为"继发性不孕"。夫妇一方有先天或后天解剖生理缺陷，无法纠正，因而不能受孕者，称"绝对不孕"。夫妇一方因某种原因阻碍受孕，导致暂时不孕，一旦获得纠正，仍能受孕者，称"相对不孕"。

受孕必须具备哪些条件

从男方来说,能使妻子受孕的必须具备条件是:

(1) 睾丸能产生正常的精子,每毫升精液内的精子含量2 000万～4亿个,畸形率＜25%;

(2) 有健全的输送精子的通道,包括附睾、输精管、射精管、尿道等;

(3) 精囊腺和前列腺能产生正常分泌液,保证精子的生存和活动;

(4) 有正常的性交能力,能将精液输入女方阴道,无阳痿、逆行射精、不射精等异常。

至于女方必须具备的受孕条件,则是:

(1) 卵巢能产生正常的卵子;

(2) 有健全的输送卵子的输卵管;

(3) 有通畅的阴道、宫颈和子宫体腔,能接受精子的输入;

(4) 有适合受精卵着床(即植入)、生长、发育的子宫内环境。

此外,双方还得为成功受孕创造机会,那就是在女方的排卵期性交,使精子与卵子有缘相会。

受孕过程有多复杂

受孕过程实在复杂,先从"巧遇在期中"说起。

卵巢是女子的性腺,它的主要生理功能是分泌性激素和排卵。女婴出生时,卵巢里面就藏有数以万计的原始卵泡。女孩长到12岁左右,受中枢神经系统最高主管——大脑皮质控制的下丘脑和腺垂体开始活动。下丘脑产生促性腺激素释放激素,调节腺垂体两种促性腺激素的分泌与释放。腺垂体的卵泡刺激素刺激卵巢里的原始卵泡发育并分泌雌激素。随着卵巢的日益成熟,女孩进入青春期,建立了由下丘脑—腺垂体—卵巢轴三者调节的月经周期。在腺垂体卵泡刺激素和黄体生成素的协同作用下,左、右卵巢每个月都有一批原始卵泡生长发育,不过通常只有一侧卵巢中的1个卵泡能发育成熟并排出1个卵子(即卵细胞)。如果月经周期规则,每隔28~30天来潮一次,那么,排卵日在下次月经前的14天左右,即两次月经的中间——期中。

卵巢位于输卵管伞端附近,与输卵管不相连,但从卵巢排出的卵子却能进入输卵管。首先,排卵期时,由于较高雌激素水平的影响,输卵管系膜与卵巢固有韧带(卵巢与子宫间的连接韧带)都发生强烈收缩,以致原先伸直的输卵管弯曲呈弓形,从而使伞端更加接近卵巢。其次,输卵管伞端会在排卵侧卵巢表面的前、后、左、右移动以摄取卵子。最后,有赖于输卵管黏膜上皮的纤毛不断地朝子宫方向摆动,将伞端捕获的卵子吸入输卵管并在输卵管肌壁蠕动和黏膜上皮纤毛摆动的共同作用下,大概10分钟左右,卵子就被输送至输卵管壶腹部与峡部交界处停留。卵子的寿命很短,仅可存活24~48小时,其受精能力在24小时内最强。精子进入女性生殖道后却可存活48~72小时,因此,只有排卵前后的4~5日为"易孕

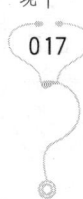

期"。每个月仅有1次排卵,排出的卵子又如此短命,因此,准妈妈得以上任的关键在于掌握排卵日,让卵子与精子能"巧遇在期中"。

再讲"独占鳌头"经过。精子与卵子相遇途中真是障碍重重,与卵子结合又需能耐。

睾丸是男子的性腺,也受腺垂体促性腺激素的控制。青春期,睾丸产生精子和分泌男性激素。成熟的精子很小,形状像蝌蚪。虽然它的全长不过50 μm,却分头、颈、体、尾4个部分。精子的尾巴细而长,在适宜的环境下,依靠尾部的摆动,每分钟可向前推进2~3 mm。性交时,精液射入女方阴道。每次射精排出2~5 ml精液,一般每毫升精液含精子1亿个左右。精液呈碱性反应,内含较多果糖,可供应精子活动所需的能量。精液进入阴道后,迅速变成胶冻样物质,以保护精子暂时免受酸性阴道液杀伤。不过,大部分精子还是死在阴道内或被白细胞吞噬,仅仅一小部分精子能脱险而在90~180秒内进入子宫颈。子宫颈黏液呈碱性,有利于精子活动。若逢排卵期,在高水平雌激素影响下,子宫颈黏液变稀薄,量多、弹性大,便于精子通过,而且黏液中的黏蛋白会排列成纵行,使精子不走弯道,笔直向前。然而,途中仍有部分精子会被挡在子宫颈的皱襞内。即使那些凭借自身活动能力勇往直前的精子也只能到达子宫颈管内。好在精液中富含"前列腺素",它能刺激子宫体发生阵缩,收缩过后的松弛使宫腔内产生负压,将精子吸入。不过,好不容易进入子宫体腔的精子,又会有一部分被留在子宫内膜腺体周围或被白细胞吞噬。输卵管的内端与子宫角相连相通。输卵管蠕动受卵巢激素的支配。排卵期时,雌激素占优势,输卵管峡部分泌物增多,而且管壁蠕动方向由内向外,可推动精子与输卵管液一步步从子宫角朝输卵管壶腹部移动。通过道道关口,最后到达终点站的精子仅剩下15~20个,时间在性交后30~90分钟。旅途中,精子获能,就是说精子外膜逐渐活化,并发生形态变化而获得授精能力。精子的授精能力可维持2~3日,因此,唯有算准女方排卵期,或机缘凑巧恰在女方排卵前后4~5日性交,硕果仅存的10多个精子才能在输卵管壶腹部内与卵子相遇。

喜相逢的结果是获能精子中的一个佼佼者,战败群雄,独占鳌头,穿过卵子外面的透明带进入卵子,一方面自身尾部脱落,头部核膜消失,留下一个光溜溜的细胞核;一方面刺激卵子完成再次成熟分裂,细胞核变成卵原核。两性原核融合,所形成的那个新细胞,称为"受精卵"或"孕卵",一个新生命由此开始。两性原核融合的过程,称为"受精"。

怎样的子宫肌瘤会造成不孕

左、右输卵管腔与子宫体腔在左、右宫角部相连相通。子宫角部长肌瘤,或阔韧带肌瘤,倘若压迫输卵管或使之扭曲,即便输卵管伞端的摄卵功能不受影响,由于管腔受压不通或扭曲而管壁蠕动失常,精子不能或难以到达输卵管内,可致不孕。要是对侧输卵管无恙,当然仍有希望生育。

子宫体肌壁间肌瘤使宫腔变形与扩大或子宫腔有黏膜下肌瘤占位,皆可致不孕。为什么?不利于精子移行,还妨碍受精卵着床!还得从头说起。

左、右输卵管虽然是一对细长而弯曲的薄壁肌性管道,在生儿育女方面所起的作用却属于多面手。它不但竭尽全力捡拾卵巢排出的卵子,并想方设法将卵子推入其壶腹部为卵子与精子提供相会的场所,还得负责将爱情结晶——受精卵(或称孕卵)运送入宫腔。输卵管全长不超过14 cm,受精卵却需运行4日左右才能抵达子宫体腔。旅途中,受精卵从输卵管液中吸取营养和氧分。在受精后第3日,通过细胞分裂,受精卵从一个单细胞通过细胞分裂,发育成形状像桑葚的实心细胞团——"桑葚胚"。受精后第4日,桑葚胚依靠输卵管肌壁的蠕动和黏膜上皮纤毛的摆动,边通过输卵管,边继续发育变成"胚泡"进入子宫体腔。胚泡在宫腔内大约游荡三四天,从宫腔液内获得营养供应。这是从"受精"到"受孕"的过渡阶段。

当受精卵在前进中成长时,子宫内膜在卵巢性激素的作用下,随之发生适应性变化。卵巢排卵后,留下的卵泡壁迅速变成黄体。黄体继续分泌雌激素,主要产生孕激素,使增生期子宫内膜发生分泌期变化——腺上皮细胞增殖,分泌活动旺盛,间质水肿,血管变表浅并轻度扩张和充血。如此变化的子宫内膜,称得上与胚泡的发育同步,已为迎接"贵宾"的来临作好充分准备——血液和营养供应。

胚泡在子宫腔中游荡时,先分泌一种能溶解外围透明带的分解酶以解放自己。在受精后 6～7 日,透明带消失后,胚泡一端外围的"极滋养层"就随遇而安,附着于近处子宫内的膜上。紧接着,滋养细胞分泌一种能溶解子宫内膜的蛋白分解酶,侵蚀接触到的子宫内膜,先突破一点,尔后钻入,子宫内膜破口迅速修复,整个胚泡被包埋。为获取更多养料以继续生长发育,胚泡找到了"庇护所"。

胚泡侵入子宫内膜的过程,称为受精卵"植入"或"着床"。这又是个极其复杂的过程,乃受孕的最后一道关口。试问如果子宫体肌瘤在肌壁间长大到使子宫体腔变形或子宫体腔内有黏膜下肌瘤占位,能不妨碍受精卵着床吗?受精卵不能植入子宫内膜,必然夭折,精子与卵子的巧遇,岂不枉然!

子宫肌瘤是怎样导致不孕的

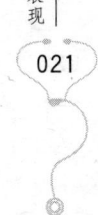

子宫肌瘤导致不孕可有以下几种情况:

(1) 较大的子宫肌瘤可使宫腔变形,不利于精子通过,以及妨碍受精卵着床和胎儿发育。

(2) 生长在子宫角附近的肌瘤可压迫输卵管开口处,造成阻塞。

(3) 生长在阔韧带内的肌瘤可使输卵管拉长扭曲,管腔挤压,影响其通畅,或使卵巢变位,卵巢与输卵管间距离增宽,妨碍输卵管伞端的拾卵功能。

(4) 生长在子宫颈部的子宫肌瘤可压迫子宫颈管。阻碍通道或改变子宫颈口的朝向,使之远离后穹隆部的精液池,不利于精子进入子宫颈口。

（5）生长在子宫腔内的黏膜下子宫肌瘤，犹如宫腔内放置了一只球形的宫内节育器，妨碍生育。宫腔表面的内膜缺血、坏死、萎缩，也不利于受精卵着床。

（6）子宫肌瘤可使子宫收缩的频率、幅度及持续的时间高于正常基线，干扰受精卵着床或者着床后发生流产。

继发性贫血

什么叫继发性贫血

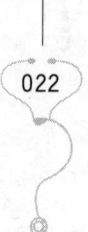

血液是心脏、血管内流动的液体，呈红色，其总量约占体重的8%。血液由血细胞和血浆组成，血细胞约占全血的45%，血浆约占55%。血细胞包括红细胞、白细胞和血小板。红细胞的形态像双面凹陷的圆盘，无细胞核。红细胞内含血红蛋白，它具有运输氧气和二氧化碳气的能力。血红蛋白为橙红色，故而使红细胞及血液均呈红色。含氧多的动脉血呈鲜红色，含氧较少的静脉血则呈暗红色。

贫血是指血液中的血红蛋白量低于正常值的下限。成年男性，血液中的血红蛋白量低于120 g/L；成年女性血液中的血红蛋白低于110 g/L，称为贫血。在血红蛋白量减少的同时，红细胞计数和血细胞比容也有不同程度的降低。血红蛋白正常值除男女有别外，还与居住地海拔高低、年龄及生理状态等相关。生活在高原的人,居住地海拔高,由于空气稀薄而氧气较少,长期处于缺氧状态,刺激骨髓生成较多的红细胞来代偿,因此,红细胞数较多,血液中血红蛋白值较高。新生儿血液中的血红蛋白正常值可达 180~220 g/L;2 岁以内小儿则显著低于成年人。孕妇由于孕期间血浆增加多于红细胞增加,出现血液稀释,所以,血液中血红蛋白低于 100 g/L,才算贫血。

导致贫血的原因不外乎红细胞生成少、红细胞破坏多或损失多。红细胞的寿命大约为 120 日。衰亡的红细胞不断被清除(主要在脾脏),而骨髓内制造的红细胞则源源不断地释放至血液中进行补充。两方面的数量大致相当,血液中的红细胞数和血红蛋白量从而得以维持相对稳定。铁、叶酸、维生素 B_{12} 等是红细胞生成不可缺少的原料,当这些物质缺乏时,红细胞生成发生障碍,必然造成贫血。造血原料不缺,但骨髓造血功能减退,结果相同,红细胞数量减少,血液所含血红蛋白量减少。造血原料不缺、骨髓造血功能正常,但因为在缺陷(遗传性缺陷)或外来因素(获得性因素,如免疫性、机械性以及物理、化学、生物因素引起溶血)红细胞破坏过多,也是贫血的常见原因。最简单的贫血原因是急性或慢性失血,以致红细胞损失过多,由于急性、慢性失血过多造成的贫血,称为继发性贫血。

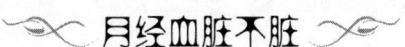

月经血脏不脏

月经是学名,尚有别名。最大众化的代名词为"老朋友",南方人说"身上来",有的人干脆叫它"腌臜"。即使称它为"老朋友"的,态度也不友好,总觉得月经血"脏兮兮"。真是这样吗?

由血细胞和血浆组成的血液在心血管系统内流动。心血管系统包括心脏和血管。血管分3种,即动脉、毛细血管和静脉。心脏和这些血管连成一个密闭的管道,遍布全身。心脏是血液流动的动力装置。心脏收缩和舒张使血液不断从心脏射入动脉,经毛细血管又不断从静脉回流至心脏,然后再射出,再回来,如此周而复始,形成血液循环。因此,人体内各脏器各组织的血液时而分泌,时而汇合,根本不分彼此。每个月从子宫流出的血液从本质来说,它与鼻子、牙龈等身体任何部位流出的血没有区别。只因为月经血是从"下身"流出来的血,才莫明其妙地被扣上了顶"腌臜"帽子,甚至有人当月经量较少时会说:"腌臜"积在肚子里不舒服。请想想在生理性闭经状态下,如孕期、哺乳期、绝经期,在子宫内循环的血液上哪儿去了?还不是流入体循环了!再想想月经过多的人,怎么会脸色苍白、心悸、脉搏细速、血压降低,发生贫血甚至昏厥过去。所以,月经血绝对是干干净净的血,不是脏血。需知女性易于罹患缺铁性贫血的原因就在于月月要失血。

哪些类型的子宫肌瘤会造成贫血

急性或慢性失血,使红细胞损失过多,以致骨髓造血来不及或不足以代偿、补充,以致血液中的血红蛋白量减少,低于正常值的下限(成年女性血液中血红蛋白低于110 g/L),即发生贫血。月经改变是子宫肌瘤最早也是最常见的症状。凡子宫赘生可致月经量过多、经期延长以及子宫不规则出血肌瘤的患者,都会因为长期或短时间的失血过多而出现继发性贫血。大的肌壁间肌瘤使子宫腔扩张而子宫内膜面积增大、子宫收缩不良,导致月经周期缩短、经量增多、经期延长,甚至子宫不规则出血。黏膜下肌瘤对月经的影响与肌壁间大肌瘤相同,一旦发生坏死、溃疡、感染,则引起持续性或不规则出血、脓血性排液。浆膜下肌瘤、肌壁间小肌瘤常不影响月经。至于阔韧带内肌瘤、宫颈肌瘤与月经无关。

子宫肌瘤的变性

肌瘤变性是什么意思

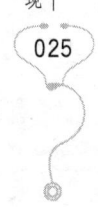

肌瘤为实质性、球形硬结节,表面光滑,其质地与周围肌组织不同且有明显界限。肌瘤本身无包膜,然而,它周围的子宫肌由于受压,形成假包膜模样,与肌瘤之间有一层疏松网隙区域。肌瘤剖面呈漩涡状或编织物状结构,夹有纤维条索。肌瘤的颜色与硬度因纤维组织多少而变异,如含平滑肌细胞多,色略黄,质较软;若含纤维组织多,则色较白,质较硬。显微镜下,肌瘤由平滑肌细胞组成,细胞束朝不同方向排列,形成漩涡状或栅栏状,其间掺有不等量的胶原纤维。肌瘤纵切面时,细胞梭形,大小较为一致;横切面时,细胞呈圆形或多边形。倘若进行病理学检验时,肌瘤失去原有典型组织结构,称为"肌瘤变性"。

肌瘤怎么会变性

子宫肌壁间肌瘤与周围肌层受压后形成的假包膜之间有一层疏松网隙区域。子宫肌层的血管穿入假包膜供给肌瘤营养,血管越多越粗,肌瘤因血供丰富、营养充沛而生长增速。然而,假包膜中的血管呈放射状,血管壁缺乏外膜,易于受压而发生血液循环障碍,造成肌瘤缺血。肌瘤长得越大,假包膜中的血管受压的可能性越大。肌瘤在慢性血供不足的境遇下,长期营养不良,尤其是它的中央部分血循环更差,可因而发生各种退行性变且多从其中央部分开始。

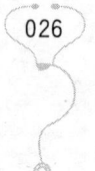

绝经后妇女,体内雌激素水平低落,子宫的血流量随之减少,肌瘤的血供相应减少;浆膜下肌瘤如果蒂部狭小,处于慢性血供缺乏状态,皆易发生肌瘤变性。

肌瘤可能发生哪些变性

子宫肌瘤由于血液供应发生障碍而营养不良,可发生各种各样的变性。

(1)透明变性:是最常见的一种变性。透明变性发生于肌瘤的纤维结缔组织,所以,这种变性在平滑肌细胞较少而胶原纤维较多的肌瘤中特别明显。变性区常散在分布。肉眼观察肌瘤剖面,可见变性区的漩涡状及条纹状结构消失,被均匀的透明物质取代,质地较软。显微镜下,变性区为均匀的无结构区,与无变性区有明显的边界。

(2) 水肿变性及囊性变:略少见于透明变性。肿瘤组织坏死、液化,形成大小不等的腔隙。剖视肿瘤可见变性区呈棉絮状,有透亮的液体积聚。若病变继续发展,可在肿瘤内形成大腔,腔内充满清液,致使肌瘤质地变软,呈囊性。

(3) 红色变性:多见于妊娠期或产褥期,为一种特殊类型的变性,常发生于较大的单个壁间肌瘤。其发生原因尚不清楚,但很可能是肌瘤血液循环障碍引起。一旦发生红色变性,肌瘤的体积迅速增大,瘤内有缺血、梗死、淤血、血栓阻塞、血管破裂出血及溶血现象。由于血红蛋白渗透至瘤组织内,肿瘤剖面呈暗红色,无光泽、漩涡状结构消失、质软,如变质牛肉样。显微镜下,变性区内肌细胞隐约可见,但细胞核均消失,周围血管内有血栓形成,肌瘤发生红色变性时,出现高热、剧烈腹痛,伴恶心、呕吐、白细胞计数升高。

(4) 钙化:占总肌瘤数的0.9%。主要见于慢性血供缺乏的肌瘤,例如绝经后妇女,蒂细的浆膜下肌瘤。如钙盐的沉积分散而稀少,肉眼看不出特点,只有在切开肿瘤时有砂粒感。若范围广且严重时,则肿瘤质硬如石。显微镜下见钙化区为深蓝色、大小不等、形态不同的层状沉积。

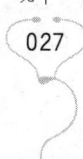

(5)脂肪变性：很少见。一般病灶较小，肉眼不易看到，少数肿瘤可见黄色小点，脂肪染色呈阳性。显微镜下，见肌细胞内有含脂肪的小空泡。但亦有肿瘤内出现大片黄色脂肪组织，甚至整个肿瘤为脂肪组织的罕见病例。

(6)肉瘤变：平滑肌瘤恶变成平滑肌肉瘤的国内发病率为0.4%~0.8%。多见于近绝经期的妇女，尤其是子宫肌瘤较大且生长较快者。

子宫肉瘤是罕见的恶性肿瘤，而子宫平滑肌肉瘤却是子宫肉瘤中最多见者，国外报道占子宫肉瘤总数的45%左右。子宫平滑肌肉瘤，可来自肌层的平滑肌纤维，也可来自原有的平滑肌瘤恶变。平滑肌肉瘤像平滑肌瘤那样生长，可生长于肌壁间(占2/3)、黏膜下(占1/5)及浆膜下(占1/10)。它有清楚的假包膜，也可弥漫生长而与肌层无界限。肉瘤常呈单个生长，有时是多发性平滑肌瘤中的一个或数个有肉瘤变，常从中心开始向周围播散。大部分肉瘤切面显示组织变软且嫩，不像肌肉那样坚韧，失去漩涡状及条索状结构，呈均匀一片或鱼肉状。半数以上的肉瘤有坏死、出血，色灰黄或黄红色夹杂。一小部分肉瘤肉眼观察不易与肌瘤区别，但在显微镜下，可见细胞增生，排列紊乱，大小形态不一致，核异形性明显，染色质多、深染、分布不均匀，核膜不清，核仁明显，核分裂增多。肉瘤发展，可浸润至周围肌层，甚至穿破浆膜层，扩散到盆腔；可浸润血管、子宫内膜及子宫颈管等处，发生盆腔血管、淋巴结及肺转移。

子宫平滑肌瘤发生恶性变时，体积迅速增大，主要症状是月经过多、子宫不规则流血或绝经后子宫出血；少数患者可无月经改变，仅因发现腹部肿块就诊。

子宫肌瘤的并发症

哪种子宫肌瘤会发生扭转

肌壁间肌瘤向子宫浆膜面生长，与浆膜层接触并向外突出，即形成浆膜下肌瘤。随肌瘤的继续发展，突出子宫表面的程度不同。有时，仅有一蒂与子宫肌层相连，成为带蒂浆膜下肌瘤，营养由蒂部血管供应。若瘤蒂较长，在肠蠕动的影响下、或当患者突然改变体位时，可发生急性蒂扭转。如果蒂扭转圈数多，不能自然回复，必然导致急性腹部剧痛而肌瘤因蒂内血管循环阻断而发生急性缺血性梗死、表面血管破裂发生腹腔内出血。有时，瘤蒂仅扭转半圈、一圈，未引起急腹症，但瘤蒂却因而逐渐坏死、断裂，浆膜下肌瘤脱落至腹腔或盆腔内，形成"游离性肌瘤"。在瘤蒂尚未断裂前，肌瘤有可能已与大网膜、肠系膜粘连，从而获取营养。一旦瘤蒂断裂，游离性肌瘤即摇身一变成为"寄生性肌瘤"。

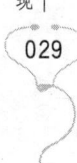

哪些子宫肌瘤最易继发感染

肌壁间肌瘤向子宫黏膜（内膜）方向生长，与黏膜接触,向宫腔突出,形成黏膜下肌瘤。黏膜下肌瘤突出宫腔的程度不同,有的部分瘤体仍在肌壁间;有的完全突入宫腔;有的形成较长的蒂。黏膜下肌瘤在宫腔内继续生长,犹如异物,常引起子宫收缩而被推挤经宫颈突入阴道。悬吊于阴道内的带蒂黏膜下肌瘤,其表面最易受细菌感染而发生组织坏死、脱落与溃烂。

黏膜下肌瘤或肌壁间肌瘤如不影响受精卵植入,无论妊娠的结局是流产、早产或足月产,均可因并发流产后、早产后或足月产后子宫内膜炎而受累——继发感染。

带蒂浆膜下肌瘤,倘若蒂细而血供不足,易发生变性、坏死而与邻近肠管粘连,以致受肠道内细菌感染。

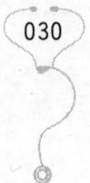

了解一些
子宫及子宫肌瘤
的常识

姓名 Name _____ 性别 Sex _____ 年龄 Age _____
住址 Address _____
电话 Tel _____
住院号 Hospitalization Number _____
X 光号 X-ray Number _____
CT 或 MRI 号 CT or MRI Number _____
药物过敏史 History of Drug Allergy _____

子宫——肌瘤的温床

子宫是人体哪种器官？属于哪个系统

人体的体腔内有许多器官，如胸腔内有肺、心脏、气管和食管；腹腔内有肝、脾、胃、肠、肾；骨盆腔内有直肠、膀胱和生殖器官等。各器官都有一定的形态和功能。人体内许多器官相互联合而组成若干系统，如消化、呼吸、循环、神经、内分泌、泌尿和生殖系统等。每个系统中的器官共同完成某一种生理功能。以人们最熟悉的消化系统为例，就包括口腔、唾液腺、咽、食管、胃、小肠、大肠、肝、胆和胰腺，它们共同完成对食物的消化和吸收。

至于子宫，属于女性生殖系统中的内生殖器官。女性生殖系统包括内、外生殖器官及其相关组织。女性外生殖器官，又称外阴，系指生殖器官的外露部分，包括两股内侧从阴阜（耻骨联合前方的皮肤隆起，皮下富有脂肪）到会阴（阴道口与肛门之间的软组织）区域内的大阴唇、小阴唇、阴蒂、阴道前庭、尿道口和阴道口。女性内生殖器则包括阴道、子宫、输卵管及卵巢。

子宫啥样？有多大

成人子宫的形状有点像扁扁的、倒放的梨。它的上部宽,横径4~5cm,前后径仅2~3cm,称宫体;其上端隆突部分,称宫底,宫底两侧为宫角,与输卵管相连。它的下部窄,呈圆柱状,直径2cm左右,称宫颈。子宫的总长度为7~8cm,宫体与宫颈的比例,随年龄而异:婴儿期为1:2,宫颈比宫体长;成年妇女约为2:1,宫体长于宫颈;老年人为1:1,宫体与宫颈的长度相等。

子宫是个有腔的器官。子宫体腔呈上宽下窄的倒三角形,两侧角与输卵管腔相通,朝下的尖端直通呈梭形的子宫颈管腔。子宫体与子宫颈之间最狭窄的部分,称峡部,亦即子宫颈内口所在处,在非孕期长约1cm。阴道上端包绕子宫颈。伸入阴道的子宫颈下端,为"宫颈阴道部";在阴道顶以上的部分,为"宫颈阴道上部"。

子宫的组织结构如何

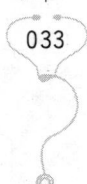

虽然子宫体和子宫颈是子宫的上、下部分,但是两者的组织结构却迥然不同。子宫体壁由3层组织构成,由内向外依次为子宫内膜、肌层和浆膜层。子宫内膜从青春期开始,受卵巢激素影响,其表面2/3能发生相应变化,称"功能层";靠近肌层的那1/3,不起反应,称"基底层"。子宫肌层较厚,成年女性非孕时的肌层厚度约为0.8cm,所以,子宫是个有腔的肌性器官。肌层由平滑肌束及弹性纤维组成。肌束纵横交叉呈网状,可分为3层:外层纵行,内层环行,中层交叉排列。肌层中含有血管。子宫浆膜层实际上是覆盖子宫体底部及前后面的一层菲薄的"脏腹膜",与肌层紧贴,但在子宫前面近子宫峡部处，它与子宫肌壁的结合变疏松，向前反折覆盖膀胱，从而形成"膀胱子宫陷凹"；在子宫后面，腹膜沿子宫肌壁向下，至宫颈后方及阴道顶部再折向直肠，又形成"直肠子宫陷凹"。

宫颈与宫体融为一体，然而它的组织结构与宫体大不相同。宫颈主要由结缔组织构成，仅含少量平滑肌纤维、血管及弹性纤维。宫颈管黏膜为单层高柱状上皮，也受卵巢激素影响发生相应变化，黏膜内腺体能分泌碱性黏液。宫颈阴道部则由复层鳞状上皮覆盖，表面光滑。

子宫"躲"在何处

人的骨骼总共206块。按骨骼的部位，分为头颅骨、躯干骨、上肢骨和下肢骨4部分。骨盆连接躯干和下肢起支持躯干的作用。骨盆由左、右两块髋骨、骶骨及尾骨共同围成。髋骨又由髂骨、耻骨和坐骨融合而成。骨盆的出口被多层肌肉和筋膜封闭，形成骨盆腔，从而能承托并保护盆腔内脏器，只是骨盆底的前部有尿道和阴道通过；后部有肛管通过。子宫位在骨盆腔中央，介于膀胱与直肠之间。

子宫有4对韧带。圆韧带呈圆索状，由结缔组织与平滑肌组成，它起自子宫两角的前面，向前外侧伸展，达两侧骨盆壁，再穿过腹股沟管，终于大阴唇前端，起维持子宫前倾的作用；阔韧带为双层腹膜皱襞，自子宫体两侧延伸至骨盆壁，可限制子宫向两侧倾倒；主韧带又称宫颈横韧带，在阔韧带下部，横行于宫颈两侧和骨盆壁之间，为一对坚韧的平滑肌与结缔组织纤维束,是固定宫颈位置,使子宫不向下降的主要结构;宫骶韧带从宫颈后面、相当于其内口水平处,斜向两侧,绕过直肠抵达第2、3骶椎前面的筋膜。它含有平滑肌和结缔组织,短厚有力,将宫颈向后向上牵引,维持子宫的前倾姿态。有赖于骨盆底肌肉和筋膜、子宫韧带的支托,成人子宫得以四平八稳地占据骨盆腔中央位置且略微前倾前屈。至于子宫的上方与四周空隙均被弯弯曲曲盘踞在腹腔中的肠管填充,所以,子宫就"躲"在全长为5~6 m,不断蠕动的小肠以及肥大的乙状结肠下。

子宫有什么生理功能

子宫(图1)乃女性内生殖器官的重要组成部分,名副其实,它确是孕育胚胎、胎儿的场所——"子代的宫殿"。子宫的第二种生理功能为产生月经,乃女性特有的正常生

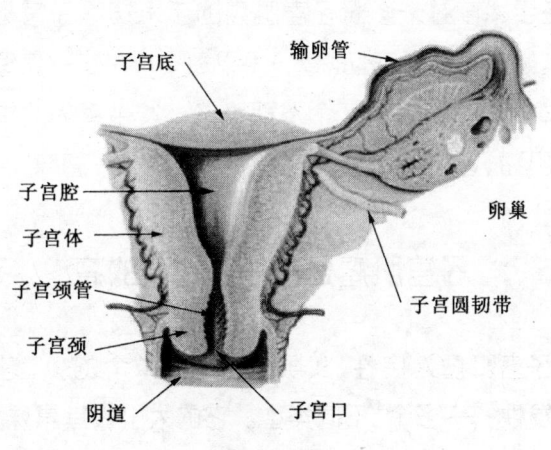

图1 子宫

理现象。另外,子宫还具有内分泌和免疫功能,能产生一些激素、细胞因子和酶等。

子宫肌瘤的真相

为什么称子宫肌瘤为"妇科第一瘤"

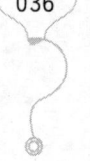

子宫肌瘤是最常见的女性生殖器官肿瘤,国内外的统计资料相仿。国外文献记载30岁以上的妇女,20%～30%有子宫肌瘤;国内学者提出35岁以上妇女20%～25%有子宫肌瘤。由于很多患者无症状或肌瘤很小不就诊、不参加妇女病普查,因此,所报道的发病率远较其真实的发病率为低。甚至,国外某学者于1990年著文报告,在手术前并未诊断子宫肌瘤的手术切除子宫标本中(因其他疾病行子宫切除术)如果每2 mm作一病理切片检查,100个标本中77个发现肌瘤。发生率如此之高的子宫肌瘤,理所当然位居榜首,是"妇科第一瘤"。

子宫肌瘤是种什么性质的瘤

子宫肌瘤为良性、实质性肿瘤。单个的少,约80%为多发性——多个、不同类型。它的大小极其悬殊,小的仅米粒大,甚至在显微镜下才能看到,大的犹如足月妊娠子宫。

肌瘤球形，质坚硬，表面光滑，偶见表面高低不平，白色或淡红色，剖面呈漩涡状或编织状结构，夹有纤维条索。子宫体肌壁间肌瘤与周围的肌组织有明显的界限，虽无包膜，使周围的肌层因受压会形成"假包膜"，与肌瘤之间有一层疏松网隙区域，肌瘤的营养血管行走其间。

倘若切开假包膜，瘤体常会自动跃出。

显微镜下，可见肌瘤由平滑肌细胞组成，细胞束向不同方向排列，呈漩涡状或栅栏状，失去正常子宫肌层的层次结构。肿瘤中尚含有不等量的胶原纤维。肌瘤的平滑肌细胞与正常子宫肌层的平滑肌细胞相同，显然由子宫肌层或子宫肌层血管壁的平滑肌细胞增生而来。

肌瘤可发生在子宫哪些部位

肌瘤可发生在子宫的任何部位。不过，绝大多数发生在子宫体部（包括子宫底部）。子宫峡部或子宫颈肌瘤极少，一般认为仅占总数的0.5%左右，亦有报道高达8%者（可能所遇病例不同）。至于子宫体与子宫颈都赘生肌瘤的情况，更是极其少见。此外，子宫的4对支持韧带中，维持子宫前倾姿态，使子宫不下降的圆韧带与子宫骶骨韧带偶尔也可能发生肌瘤，不过，瘤体一般较小。

子宫肌瘤会不会移位

子宫肌瘤确会移位。子宫肌瘤可以发生在子宫的任

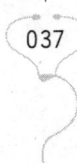

何部位,甚至支持它的韧带也可能赘生肌瘤,然而,会移位的却多半是子宫体部的肌瘤。子宫体肌瘤个个原发于肌层内,在肌层内长大,但长大到一定程度时,有可能朝不同方向发展而改变与肌层的关系。不过,仍以留在原位的"肌壁间肌瘤"居多,占60%~70%。肌壁间肌瘤周围的肌纤维因受压而形成假包膜,在假包膜与肌瘤之间有少许疏松的结缔组织,营养血管行走其间。

肌壁间肌瘤若向外发展,直至与浆膜层接触并突出于子宫体表面,仅由一层菲薄的浆膜层覆盖,即转变为"浆膜下肌瘤",约占20%。如瘤体进一步向外生长,其基底部可逐渐离开子宫体,仅余一蒂与子宫肌层相连,是为"带蒂浆膜下肌瘤",其营养由蒂内血管供应。

发生在子宫体侧壁的肌壁间肌瘤,若向宫旁生长并突入阔韧带两叶之间,别名"阔韧带内肌瘤",继续长大时,可埋入盆腔深部而居于腹膜后。

要是肌壁间肌瘤向内发展,最终与子宫内膜(即黏膜)接触且突入子宫腔,仅由黏膜覆盖,则形成"黏膜下肌瘤",占10%~15%。黏膜下肌瘤由于本身重量及所处位置关系,更易形成蒂,悬于宫腔内。"带蒂黏膜下肌瘤"如同宫腔异物一般,刺激子宫收缩,故而常被挤出子宫颈进入阴道,仅余一长蒂与子宫肌层相连。

所以,子宫体肌瘤可单个生长,但大多多发,类型不同,大小悬殊。

还有可能移位的是子宫颈肌瘤。宫颈内肌瘤,若向宫颈管生长,可形成带蒂的"宫颈黏膜下肌瘤",进而突出宫颈外口,悬垂于阴道内。

畸形子宫会不会长肌瘤

虽然在卵子受精时,"新生命"的性别已经决定,但两性的生殖系统于胚胎期方始分化。胚胎第4～5周时,体腔背面两侧各出现2个由体腔上皮增生所形成的隆起,称"泌尿生殖嵴"。内侧隆起为"生殖嵴",那外侧隆起为"中肾"。生殖嵴是生殖腺(卵巢、睾丸)的发生地。中肾有两对纵形管道,一是中肾管,为男性生殖管道的始基;另一是副中肾管,为女性生殖管道始基。若生殖腺发育成卵巢,中肾管退化,两侧副中肾管的头段形成两侧输卵管;中段和尾段并合,构成子宫及阴道上段。初并合时,有中隔,分为两个腔,约在胎儿12周末时,中隔消失,成为单一内腔。

在生殖管道的发生、发育过程中,若左、右副中肾管的发育、融合及中隔消失不正常,除子宫不发育外,可出现各种子宫畸形。计有单角子宫(一侧副中肾管的发育完全停止,另一侧发育成子宫及输卵管);残角子宫(一侧副中肾管发育不良,另侧发育正常);双子宫(两侧副中肾管发育相等,但不相融合,各自形成1个宫颈、1个宫体及1根输卵管,有时阴道也分为2个);双角子宫、心形子宫或称鞍状子宫(两侧副中肾管的近端仅部分融合);纵隔子宫(两侧副中肾管的中段和尾端融合成子宫,但宫腔内的中隔完全或部分未消失)。

子宫畸形多种多样,但无论哪种畸形子宫,从组织结构来说,其子宫壁的主要组成成分还是平滑肌细胞,况且

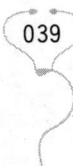

尚有血管的平滑肌壁存在,因此,当然会发生肌瘤。

子宫肌瘤发生的原因

有无遗传因素影响

　　细胞遗传学研究显示25%～50%子宫肌瘤存在细胞遗传学的异常,包括12号和17号染色体长臂片段相互换位、12号染色体长臂重排、7号染色体长臂部分缺失或三体异常等。临床资料反映同一家庭内,母女、姐妹同患子宫肌瘤的情况也不罕见。因此,子宫肌瘤的发生有可能存在遗传因素。

是否与雌激素相关

　　鉴于:① 子宫肌瘤绝大多数发生于青春期后,在绝经后停止生长,且有所萎缩;② 可因妊娠或应用雌激素制剂增大,甚至瘤细胞出现不典型形态;③ 肌瘤细胞中的雌激素受体量较正常子宫肌细胞多,肌瘤细胞与雌二醇的结合力较正常子宫平滑肌细胞高20%;④ 肌瘤组织中的雌二醇含量较正常子宫肌组织高;⑤ 子宫肌瘤常与子宫内膜增生过长、子宫内膜瘤等与雌激素有关的疾病并存。故而,公认雌激素与子宫肌瘤的生长有关,但不能说体内雌激素水平增高是子宫肌瘤的发生原因。

孕激素可能推波助澜么

研究数据证实子宫肌瘤中的孕酮受体浓度明显高于子宫平滑肌组织中的孕酮受体浓度。孕激素可刺激子宫肌瘤细胞核分裂,促进肌瘤生长。应用抗孕激素制剂治疗时,子宫肌瘤体积缩小的程度与肌瘤中孕酮受体水平的下降相关。所以,公认孕激素对子宫肌瘤的发生和发展具有显著作用。

子宫肌瘤的诊断与鉴别诊断

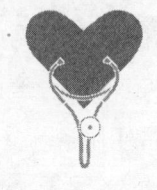

姓名 Name _____ 性别 Sex ____ 年龄 Age ____
住址 Address _____
电话 Tel _____
住院号 Hospitalization Number _____
X 光号 X-ray Number _____
CT 或 MRI 号 CT or MRI Number _____
药物过敏史 History of Drug Allergy _____

诊断

诊断子宫肌瘤难不难

任何疾病都有相应的临床表现,包括症状和体征。如果患者本人或陪同家属能提供详尽的病史和所出现的自觉症状,接诊医师经过初步分析,多半对所遇病例已心中有底,再做些必要的体格检查和实验室检查,八九不离十,可作出正确诊断。譬如说,旅途中,气候骤变,吹风淋雨,返家后,喷嚏连连,继而寒战发热、头痛、咳嗽,病情很简单,感冒伤风,得了上呼吸道感染无疑。但是,必须验个血常规,分辨一下是"细菌性"还是"病毒性"感染。又如赴宴后,乐极生悲,恶心、呕吐、腹痛又拉肚,毫无疑问是胃肠出了毛病。不过,究竟是食物中毒,还是急性胃肠炎,有待于呕吐物、排泄物的验证。子宫肌瘤的情况相同,根据病史、症状(月经改变、自觉有腹部肿块、白带增多、腹痛腰酸和下腹坠胀以及压迫症状)和体征(妇科检查时,子宫增大、变形、表面不平整或有结节状突起、有与子宫相连的球形硬块、宫颈管内或阴道内见表面光滑的红色实质赘生物等),诊断并不困难。但对症状不明显的肌壁间肌瘤或囊性变的浆膜下肌瘤,可能不易确诊。好在目前有不少有助于诊断和鉴别诊断的手段,只要患者配合,肯定可以得出正确结论。

子宫肌瘤可行哪些辅助检查

（1）探针检查：子宫体肌壁间肌瘤及黏膜下肌瘤常使子宫腔增大及变形。用子宫腔探针探测子宫腔长度及方向；感觉子宫内膜面是否平滑、表面有无凸起、宫腔内有无滑动物，并与妇科检查所得进行对照，作出判断。

（2）B型超声检查：超声是一种超过人耳听觉上限的声波。在人体诊断中，超声由"探头"（由压电晶片组成）发出后，经耦合剂传入人体组织、脏器。超声在人体各种组织、脏器内的传播速度不同，从而产生不同的"声阻抗"。超声从一种组织或脏器进入另一种不同声阻抗的组织或脏器时，在其界面产生反射。测定发射超声至反射回声之间的时距（回声测距），即获得界面的深度距离，经电子标尺测量，可知脏器或病灶的大小。超声在液体介质中无反射，呈液声暗区；在实质介质中有反射，出现光点、光团，从而可鉴别探头所在部位脏器或病灶的物理性质，是囊性还是实质性或混合性，以及与周围器官的关系。

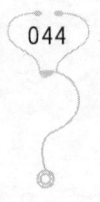

B型超声诊断仪的超声回波信号以光点显示，构成切面图像，称"超声显像"。目前，B型超声诊断仪已是各级医院常规设备，而超声显像乃妇科领域常用的检查方法。

子宫肌瘤的声像图多种多样，可显示为：① 子宫体积增大，其横径（宽）、前后径（厚）及长度都增大，或2条径线增大。哪条径线增大因肌瘤部位不同而异。② 子宫外形不规则，肌瘤可朝不同方向突出，多发性肌瘤可有多个突出；有时子宫形态、大小尚正常，却朝一个方向明显突出，肌瘤体积可比子宫体大好几倍。③ 在子宫肌层中出现密度均匀的低回声区，是肌壁间肌瘤的标准声像图，可有良好的包膜反射。如瘤体内纤维组织多，回声增强，也可回声强弱兼具或回声不均匀。肌壁间肌瘤可挤压宫腔，使子宫内膜层移位或变形。④ 浆膜下肌瘤的蒂细长，且富于细胞时，回声极低，甚至似无回声状。⑤ 子宫赘生黏膜下肌瘤时，显示子宫增大，轮廓光滑，肌瘤突向宫腔内，子宫内膜被压迫及推移；或在宫腔内见增强光团。⑥ 肌瘤有变性时，回声明显减弱；囊性变时，出现大小不等的多个液性暗区。⑦ 肌瘤有肉瘤变时，无特征性图像，但见子宫内有杂乱的回声增强区、回声减弱区；如发生坏死，肿瘤内混有不规则液性暗区。

(3) 宫腔镜检查：患者发生子宫异常出血，包括月经过多、月经过频、经期过长、不规则子宫出血，经子宫探针检查、B型超声检查，不能明确是否存在宫腔占位性病变时，可进行宫腔镜检查评估，以排除或肯定诊断。如发现有黏膜下肌瘤或子宫内膜息肉，可同时经宫腔镜摘除，作病理学诊断。

(4) 腹腔镜检查：主要用于鉴别诊断子宫肌瘤与附件肿块及其他盆腹腔病变。若为子宫肌瘤，腹腔镜可直视子宫外形及肌瘤状况，并判断是否适宜经腹腔镜切除。

(5) 子宫输卵管造影：是将造影剂自子宫颈管注入子宫体腔及输卵管腔后作X线摄片，以了解子宫及输卵管内腔情况的诊断方法。凡子宫异常出血，疑有黏膜下

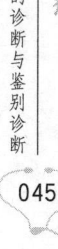

子宫肌瘤、子宫内膜息肉等病灶；需鉴别浆膜下肌瘤与畸形子宫（如残角子宫、双角子宫）、输卵管卵巢肿块等其他盆腔肿块时，可做子宫输卵管造影以助查明真相。如有黏膜下肌瘤，子宫腔内显示充盈缺损，且可了解肌瘤的大小及附着部位。若有肌壁间肌瘤，局部宫腔扩大，宫底部仍保持正常形态。

鉴别诊断

如何与妊娠子宫鉴别

正常情况下，妇女受孕后，必然月经停止来潮，可出现轻重不等的胃部灼热、恶心、晨起呕吐、食欲不振等早孕反应，并且乳房发胀或偶有触痛及麻刺感。所以，确诊妊娠很容易，孕妇自己都明白。但是，就有个别妇女怀孕后，大多在妊娠前3个月，偶有延续至妊娠中、晚期者，仍按月有少量子宫出血而认为是月经过少就诊。妇科检查时，发现子宫增大，只是质地较软，因而有可能错断为子宫肌瘤囊性变。当然，如果遇到的是临床经验比较丰富的医师，通过仔细追问病史，在"月经"量减少后有无伴随症状；检查时发现乳头及乳晕颜色加深，乳晕周围有深褐色小结节（由皮脂腺增生肥大所致）；阴道、宫颈着色（呈紫兰色），子宫峡部（子宫颈与子宫体之间）极软及子宫增大程度与"月经量减少"的月份相符合等现象，肯定会有所怀疑。问题很容易解决，借助于尿或血绒毛膜促性腺激素测定、B型超声检查，足以鉴别妊娠子宫与肌瘤子宫。

如何与子宫肥大症鉴别

子宫肥大症是子宫均匀增大，肌层厚度超过2.5 cm（正常非孕期为0.8 cm），伴有子宫出血过多的一种子宫疾病。对于此病，各家尚无统一认识。发病原因可能是：① 多产妇产后子宫复旧不全，动脉壁及静脉壁周围有残存的、未吸收的弹性纤维，致使子宫增大；② 卵巢功能障碍，在雌激素的持续刺激下，子宫肌层变肥厚；③ 慢性子宫肌炎或盆腔淤血，引起子宫肌层内的胶原纤维增生，发生子宫纤维化。主要症状是经量增多，经期延长，少数患者无月经改变。妇科检查时，子宫均匀增大，表面平整，无结节突起，但不超过妊娠2个月大小，质地较坚韧。

小的肌壁间肌瘤或宫腔内黏膜下肌瘤易与子宫肥大症混淆。B超检查可见分晓，声像图显示子宫增大，但无肌瘤声像。

如何与畸形子宫鉴别

胚胎时期，在生殖管道的发生、发育过程中，若左、右副中肾管的发育、融合及中隔消失不正常时，除子宫不发育外，可出现各种子宫畸形。在诸多畸形子宫中，因一侧副中肾管发育不良，另侧发育正常导致的残角子宫；两侧副中肾管的近端仅部分融合造成的双角子宫,最易误诊为子宫肌瘤。子宫畸形自幼即有,青春期后亦不影响月经。年轻患者因其他问题作妇科检查时发现子宫旁有实质性块物,应考虑是子宫畸形还是赘生肌瘤。B型超声检查、子宫输卵管造影(已婚者)或腹腔镜检查,有助鉴别诊断。

如何与卵巢肿瘤鉴别

虽然卵巢的体积小如橄榄而重量也只不过5~6 g而已,其组织结构却非常复杂,故而可长出各种各样,足足9大类几十种的肿瘤来,真是五花八门。不同组织类型卵巢肿瘤的方方面面也不同。从质地来说,有的实性;有的囊性;有的部分实性、部分囊性。从大小来说,有的越长越大,可达上百斤重;有的始终是小不点儿,需用显微镜才能看见。从内分泌功能来说,有的能分泌雌激素,使小小女孩性早熟,或使已绝经妇女"老来红";再有子宫出血,原已萎缩的子宫和乳房再增大;有的能分泌雄激素,使成年女子男性化,发生闭经、乳房萎瘪、多毛、声音变粗和变低沉、喉结增大等变化。从肿瘤的性质来说,有的良性,始终局限于一侧卵巢;有的恶性,短时间内扩散与转移。

卵巢肿瘤单侧性居多,偏于一侧,与子宫分开;一般不引起月经改变,故不难与子宫肌瘤鉴别。但是,实质性卵巢肿瘤与带蒂浆膜下肌瘤;囊性卵巢肿瘤与囊性变的浆膜下肌瘤;卵巢肿瘤与子宫粘连时,容易混淆。通过详

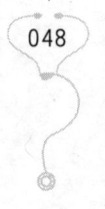

细询问病史,腹部-阴道-直肠三合诊检查时,注意肿块与子宫的关系,可以判断。如果鉴别困难,B型超声检查有助,必要时,行腹腔镜检查可明确诊断。

如何与子宫腺肌病及腺肌瘤鉴别

子宫内膜最基底的一层,即与子宫肌层紧贴的子宫内膜,要是长入子宫肌层,并引起病变,称为子宫腺肌瘤,多发生在30~50岁的经产妇。多次妊娠和分娩时,子宫壁创伤;人工流产、放置宫内节育器等子宫腔内手术操作时,损伤子宫内膜和浅肌层,引起炎症;剖宫产造成的子宫创面,都是促使基底层子宫内膜侵入子宫肌层的可能病因。约半数子宫腺肌病合并子宫肌瘤。因此,认为子宫内膜侵入子宫肌层可能与体内高雌激素刺激有关。

子宫腺肌病时,子宫肌层病灶有弥漫型及局限型两种。呈弥漫性生长者多,且多累及子宫后壁而使子宫均匀性增大,一般子宫长径小于14 cm,或者说小于12孕周子宫。剖开子宫壁可见病灶区肌层明显增厚,并无肌瘤那样的漩涡状或编织状结构,仅见粗厚的肌纤维带和微小囊腔,腔中可有陈旧血液,质硬。显微镜下,病灶区肌壁增厚,肌层内肌束增生,肌束间有呈岛状分布的子宫内膜腺体与间质,有散在小腔或小裂隙,内充满暗红色或蓝色液体。有时,病灶中无出血,却见呈透明海绵状且柔软的区域夹杂在增生的肌束内。少数呈局限性生长,子宫内膜在肌层中形成结节或团块,类似子宫肌壁间肌瘤而使子宫有结节突起，形状不规则。腺肌瘤与肌瘤不同之处在于其周围无假包膜，剖开病灶，可见它与周围肌层无明显分界。显微镜下，肌层内结节的切面有大小不等的出血小腔或半透明海绵样区域。

子宫腺肌病主要引起月经过多、经期延长以及逐渐加剧的痛经（即进行性痛经）。下腹痛常在月经来潮前1周就开始，延至月经结束，甚至月经结束后还有下腹痛。但也有患者无任何症状。关键在于异位的基底层子宫内膜是否对体内雌激素起反应。倘若异位的子宫内膜对雌激素敏感，有周期性增生、萎缩、坏死脱落与出血，则痛经在所难免。因为，这些出血灶被肌束包裹，有很大张力，刺激子宫肌发生痉挛性收缩，引起疼痛，而且，随病变发展，痛经将越来越严重。如果异位的子宫内膜不发生周期性出血，常无痛经，只因导致宫腔扩大，内膜面积增加以及影响子宫肌收缩而发生月经量多，经期延长。

约30%子宫腺肌病，尤其是子宫腺肌瘤患者无明显痛经；也无子宫在经期增大、经后缩小的特征性表现，有时较难与子宫肌瘤鉴别。B超检查时，可能在子宫肌层中见到异位子宫内膜所显示的不规则增强回声，然而，将子宫腺肌病或腺肌瘤误诊为子宫肌瘤的比率不低。磁共振成像（MRI）的诊断正确性较高。

如何与盆腔炎性肿块鉴别

盆腔炎是指女性上生殖道（即子宫、输卵管、卵巢）及其周围组织（包括盆腔腹膜、盆腔结缔组织）的炎症。炎症可局限于一个部位，也可同时累及几个部位，最常见的是输卵管炎、输卵管卵巢炎。

急性输卵管炎主要由化脓菌引起。若病原菌通过子宫颈淋巴播散到子宫旁结缔组织，首先侵犯输卵管浆膜层，引起输卵管周围炎。输卵管明显充血、肿胀、增粗与弯曲，纤维素性、脓性渗出物增多，以致与周围组织粘连。炎症若由子宫内膜炎蔓延而来，则首先引起输卵管黏膜炎，输卵管黏膜肿胀，间质水肿、充血、粘连，导致输卵管管腔及伞端（为输卵管的末端，开口于腹腔，游离端呈漏斗状，有许多细长的指状突起）闭锁。如有脓液积聚于管腔内，则形成"输卵管积脓"。输卵巢发炎时，往往波及邻近的卵巢，两者相互粘连形成肿块。炎症可通过卵巢排卵的破孔侵入卵巢实质，形成脓肿，并与积脓的输卵管穿通，即形成"输卵管卵巢脓肿"。

急性炎症未彻底治愈，或因患者体质较差，病程迁延，则转为慢性。慢性输卵管炎时，输卵管肿大，伞端可部分或完全闭锁，并与卵巢及周围组织粘连形成肿块。若其峡部（在壶腹部内侧、靠近子宫，管腔较窄）亦粘连闭锁，浆液性渗出物积聚，则形成"输卵管积水"。要是输卵管伞端与卵巢粘连并贯通，浆液性渗出物积聚在两者内，称为"输卵管卵巢囊肿"。急性炎症时期遗留下的输卵管卵巢脓肿，在脓液被吸收，由渗出物取代它，即演变成输卵管卵巢囊肿。

盆腔炎性肿块，无论是实性的输卵管卵巢炎块，还是囊性的输卵管卵巢囊肿，追根问源都有盆腔感染病史，主

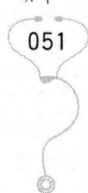

要是宫腔内手术操作后感染、下生殖道感染(性传播疾病,如淋病奈瑟菌性宫颈炎、衣原体性宫颈炎;细菌性阴道病等),以及流产后、产后感染等。妇科检查时,盆腔炎性肿块常边界不清、较固定(与周围粘连之故)。若与子宫紧密粘连,可能疑似子宫肌瘤。探针检查探测子宫腔或Ｂ型超声检查有助鉴别。

子宫肌瘤的治疗

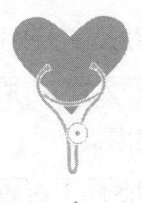

姓名 Name _____ 性别 Sex _____ 年龄 Age _____
住址 Address _____
电话 Tel _____
住院号 Hospitalization Number _____
X 光号 X-ray Number _____
CT 或 MRI 号 CT or MRI Number _____
药物过敏史 History of Drug Allergy _____

随访观察

哪些患者可以静观其变

子宫肌瘤的治疗问题,必须综合患者的年龄,对生育的要求,有无症状,肌瘤的部位、类型与大小等情况全面分析和考虑。

若为浆膜下、肌壁间肌瘤,整个子宫小于孕10周子宫大小,且无症状,通常不需治疗,尤其是近绝经年龄的患者。为什么患者的年龄大小很重要?须知子宫肌瘤是性激素依赖性肿瘤,特点是生长缓慢、恶变率低。我国妇女的平均绝经年龄为49.5岁,80%在44~54岁之间绝经。绝经是由于卵巢内卵泡自然耗竭或剩余的卵泡对腺垂体促性腺激素丧失反应,卵巢功能衰竭以致月经永久性停止。近绝经年龄患者,卵巢功能已衰退至即将衰竭的地步,即无孕激素分泌,所产生的雌激素量已降低至不足以促进子宫肌瘤继续增长的水平。一旦绝经,则雌激素水平更其低落,肌瘤可自然萎缩,甚至消失。女性体内的雌激素包括雌二醇、雌酮和它们的降解产物雌三醇。雌二醇的生物活性最强,雌三醇的生物活性最弱。虽然绝经后早期,卵巢间质仍能分泌少量雄激素而在外周组织(肌肉和脂肪)中转化为雌酮,但作用不强。所以,近绝经年龄的患者,如果肌瘤小,月经量已少且稀发,可以随访观察,不作处理。

至于黏膜下肌瘤,一旦确诊,无论大小;无论部分突入宫腔、在宫腔内或已进入宫颈管或阴道内；无论患者年龄大小，必须及早解决。

如何随访观察

决定采取随访观察方法的患者，一般应3～6个月就诊1次。届时除报告有无自觉症状之外，应接受例行妇科检查以了解子宫形态、大小有无变化，需要时辅以B型超声检查对比验证。随访期间如出现明显症状（主要是月经量增多、经期延长、周期变化以及压迫症状）或发现肌瘤增大，尤其是肌瘤增大速度较快的近绝经妇女，应考虑改变治疗方案。

药物治疗

哪些患者可试用药物治疗

凡主诉月经量多或有轻微压迫症状或切盼生育，子宫增大小于10孕周子宫的患者；年近绝经或全身情况不能承受手术者，可试用药物治疗使肌瘤缩小，诸症缓解。

雄激素有啥作用

雄激素的作用机制是对抗雌激素，从而可抑制子宫内膜生长和卵巢功能;减少盆腔充血;增强子宫肌肉和子宫血管平滑肌的张力,使其收缩而减少子宫出血量;使肌瘤停止生长,甚或退化、萎缩变小。

(1) 甲睾酮:又称甲基睾丸素,每日 5～10 mg,舌下含服,每月总量不超过 250 mg。持续 3～6 个月。

不良反应:① 长期应用,可能引起痤疮、多毛、油性皮肤、乳房变化、声音变粗、性欲改变等男性化现象;② 干扰肝内毛细胆管的排泄,引起胆汁淤积性黄疸;③ 可引起水钠潴留,故肾炎、肾病综合征、高血压及心脏病患者慎用。

(2) 丙酸睾酮:即丙酸睾丸素,25 mg,每 5 日 1 次,肌内注射。月经来潮时,25 mg,每日 1 次,肌内注射,共 3 次。每月总量不超过 300 mg。

不良反应:注射部位出现疼痛、硬结、感染或荨麻疹。其余不良反应同甲睾酮,肝功能损害较甲睾酮少。

促性腺激素释放激素类似物怎么用

促性腺激素释放激素类似物(GnRH-a)由人工合成,作用较天然促性腺激素释放激素(GnRH)强 100 倍,且作用的持续时间长。GnRH-a 与腺垂体的 GnRH 受体有高度亲合力,具有使腺垂体分泌促性腺激素细胞上的 GnRH 受体去敏感,从而抑制两种促性腺激素——卵泡刺激素和黄体生成素的分泌,以致卵巢功能低下,雌激素分泌量随之减少,故可有效减少子宫血流量,使月经量减少,甚至诱发闭经;使子宫体积和肌瘤萎缩。长期大剂量应用,如同"药物去势"。

常用亮丙瑞林(抑那通)3.75 mg,皮下注射,每4周1次;或戈舍瑞林(诺雷德)3.6 mg,腹部皮下埋植,每4周1次,连续使用3~6个月。

不良反应主要是产生低雌激素症状,如潮热、出汗、阴道干燥、性欲降低、性交困难、失眠、抑郁、易激动和疲倦、骨质疏松、高密度脂蛋白减少而低密度脂蛋白升高等。一般使用GnRH-a 3个月,较少出现低雌激素症状,使用6个月,则不良反应明显。如出现低雌激素症状,可用"反加疗法"控制而子宫出血不会明显增加,子宫体积、骨密度和血脂保持稳定。所谓"反加疗法"即补充雌、孕激素。具体用法为妊马雌酮(倍美力)0.3 mg/d,连服28日或戊酸雌二醇(补佳乐)1 mg/d,连服21日,最后7日加服甲羟孕酮8 mg/d。

GnRH-a治疗子宫肌瘤的适应证有:① 子宫增大小于10孕周子宫、经量增多或周期缩短的近绝经期患者。治疗后,有可能提前自然绝经,免行手术;② 子宫肌瘤合并不孕患者。经治疗后,肌瘤缩小,改善了受孕条件,停药后可获自然受孕机会;③ 有并发症暂不能接受手术者;④ 作为术前辅助治疗。大肌瘤伴有严重贫血,术前用药3~6个月,使肌瘤缩小后再手术,不仅可减少术时出血,有利操作(特别是肌瘤切除术),由于用药后贫血得以自然纠正,术中可不必输血而避免输血并发症。有些患者用药后,肌瘤缩小,原拟切除子宫者,可改行肌瘤摘除术而得以保留子宫;原拟经腹切除子宫者,可改行经阴道或腹腔镜下切除。

但在停止治疗后的几个月内,子宫和肌瘤的体积可能又恢复至用药前大小。当然,需要时,可重复用药。

抗孕激素药米非司酮的效果如何

米非司酮(商品名息隐)是20世纪80年代研究成功的新型抗孕激素药,与天然孕酮的化学结构相似。然而,它与子宫内膜孕酮受体的结合能力(即亲和力)要比天然孕酮强3～5倍,故可与天然孕酮竞争受体,阻断体内孕酮与孕酮受体结合,使之不能发挥作用。孕酮是正常生殖功能的要素,在卵泡形成、排卵、黄体功能和胎盘形成方面均起重要作用。它能促使受精卵在输卵管内运行;使分泌期子宫内膜在受精卵着床(植入)后,进一步演变为蜕膜,以供应胚泡继续生长发育所必需的营养。米非司酮的抗孕酮作用可导致蜕膜细胞变性、坏死以致出血,因此,该制剂问世后,主要用于抗早孕、药物流产。

随后的研究证实米非司酮影响卵巢功能,可干扰卵巢内卵泡的正常发育;推迟促使成熟卵泡排出卵子所必需的雌激素和腺垂体黄体生成激素高峰而延迟排卵;或使成熟卵泡持续处于不破裂状态而抑制排卵。鉴于米非司酮能影响卵巢功能,干扰促进子宫肌瘤增大的雌激素分泌,又拮抗可刺激子宫肌瘤瘤细胞核分裂、促进肌瘤生长的孕激素,没多久就被扩大应用于治疗引起月经过多、经期延长的子宫肌瘤患者。1993年国外首先报道,每日口服米非司酮 50 mg，连服 3 个月，可使子宫肌瘤体积缩小 50％，患者闭经。该药可能还有直接抑制平滑肌瘤及子宫肌细胞生长的作用。通过不断探索，目前认为较理想的剂量是每日口服 10 mg，连服 3 个月，一般不会发生拮抗糖皮质激素的不良反应，停药后 4 周左右，月经可恢复。米非司酮更适宜作为术前用药，可缩小瘤体，等待贫血自然纠正，减轻盆腔充血。近绝经患者服用，可望提前绝经。

孕三烯酮管用吗

孕三烯酮是合成的三烯 19 去甲睾酮衍生物，又称甲地炔诺酮。具有较强的抗雌激素、抗孕激素活性、中度抗促性腺激素作用及较弱的雄激素作用。服用后，患者血中的卵泡刺激素及黄体生成素（腺垂体分泌）、雌激素和孕激素（卵巢分泌）均降低，故用以治疗性激素依赖性疾病，如子宫肌瘤、子宫内膜异位症等均能奏效。

子宫肌瘤患者可口服孕三烯酮每次 2.5 mg，每周 2 次；还可阴道用药，每次 2.5 mg，每周 2 次，连用 6 个月。阴道用药效果更好。治疗初期可出现不规则子宫出血，以后月经稀发或闭经。用药最初 6 个月，子宫缩小最明显。用药半年的患者，90％左右在停药后 18 个月，子宫体积仍比治疗前小。

与促性腺激素释放激素类似物（GnRH-a）不同，孕三烯酮的效果可与它媲美，且可延长使用月数却不引起绝经期综合征。不良反应主要是由雄激素样引起，如体重增加、痤疮、皮脂增多,还有低雌激素引起的潮热、性欲减退等。肝功能异常少见,但应随访。对血脂和血糖无明显影响。用药半年后,骨密度无明显变化。停药后,不良反应一般在2个月内消退。

中医如何辨证施治

子宫肌瘤属于祖国医学的"癥瘕"范畴。癥者,坚硬不移,痛有定处;瘕者,推之可移,痛无定处。祖国医学认为癥属血病,瘕属气病,气血密切相关,癥瘕的形成,多因正气虚弱,血气失调。故而,中医中药治疗子宫肌瘤以活血化瘀、软坚散结为主,佐以理气行滞、扶正固本,讲究辨证施治。

1. 经前期

胞中积块坚硬,少腹作胀,乳房胀痛,烦躁易怒。舌紫黯或有瘀斑,苔薄、脉弦。为肝郁气滞血瘀。

治法:疏肝理气,活血散结。

方药:逍遥散合三棱煎加减。

2. 月经期

(1)癥结胞中,经行量多如注,色淡质稀,小腹隐痛,面色不华,神疲气短,头晕乏力,纳呆便溏,乃脾肾气虚,冲任失固。

治法:益气健脾,固肾摄冲。

方药:固本止崩汤加味。

(2)胞中结块,经行量多有块,色紫红,质黏稠,口干咽燥,心烦少寐,头晕耳鸣,腰膝酸软,大便干结。舌质红,苔少,脉细数。乃肝肾阴虚,热瘀交结。

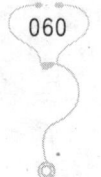

治法：养阴清热，化瘀固冲。

方药：两地汤合二至丸加减。

3. 经净后

（1）癥结胞宫而经量过多或病程较久，经后头晕乏力，神疲肢软，心慌气短，纳食欠佳，腰部酸楚。舌淡苔薄，边有齿印，脉细软。为正虚邪实。

治法：益气健脾养血，软坚散结。

方药：人参养荣汤加减。

（2）癥结胞中，经量中等，形体尚实，精神尚充，纳可便调。舌质淡红，苔薄，脉细而有力。为正气尚实。

治法：养血化瘀，攻坚消积。

方药：四物汤合失笑散加减。

倘若患者不愿服用汤药，只能用中成药。大黄䗪虫丸每次5g，每日2次；或鳖甲煎丸每次5g，每日2次。

子宫动脉栓塞术

子宫动脉栓塞术是一种手术吗

称不上手术，只是一种血管性介入治疗技术。在20世纪70年代初，髂内动脉及子宫动脉的血管造影和栓塞术主要用于治疗外伤性盆腔出血。尔后，逐渐扩大应用于产科和妇科疾病的治疗，如产后大出血、异位妊娠、滋养叶细胞疾病引起的子宫大出血、妇科肿瘤术中大出血等。自1995年法国学者Ravina首先将子宫动脉栓塞术用于治疗以子宫出血为主症的子宫肌瘤患者获得成功以后，该术近年来已被列入子宫肌瘤的保守疗法阵容。成功的子宫动脉栓塞术可减少月经量、缓解贫血症状、缩小子宫肌瘤体积，达到替代外科手术的目的。

该治疗技术操作比较简单，但设备及器械要求高。术时，使患者取平卧位，在其右腹股沟处（大腿根部）常规消毒、铺无菌巾，进行局部麻醉。然后，作右股动脉穿刺，引入一根细长的"导管"，在数字减影血管造影机的监视导向下，注射造影剂，导管通过左髂总动脉、左髂内动脉，最后插入左子宫动脉。经造影确认插管成功后，注入聚乙烯醇微粒（一种惰性的聚乙烯己醇海绵），栓塞微粒的用量以完全阻断左子宫动脉血流为准。将导管退出左子宫动脉，经再次造影确认栓塞成功后，回抽导管至腹主动脉分叉水平，经右髂总动脉、右髂内动脉，进入右侧子宫动脉，注射栓塞微粒，两侧子宫动脉发出的血管网之间的交通吻合亦被阻断，从而确保子宫肌瘤处于持续性、完全性无血供状态。

子宫动脉栓塞术起什么作用

左半心脏的血注入主动脉、腹主动脉，腹主动脉分叉成左、右髂总动脉，每一髂总动脉又分成髂内动脉与髂外动脉。子宫动脉是髂内动脉的前干分支，在腹膜后沿骨盆侧壁向下、向前行，经阔韧带底部、宫旁组织到达子宫外侧约2cm处，在子宫颈内水平横跨输尿管至子宫侧缘，此后分为上、下两支。上支较粗，为宫体支，沿子宫侧缘迂曲上行,至宫角处又分为宫底支(分布在子宫底部)、卵巢支(与卵巢动脉末梢吻合)及输卵管支(分布于输卵管);下支较细,为宫颈、阴道支,分布于宫颈及阴道上段。

子宫肌瘤的血供主要来自双侧子宫动脉。子宫动脉造影显示子宫动脉分支在肌瘤的假包膜内形成血管网,并有放射状分支进入肌瘤内部,相互交织,形成两组大小不同的、杂乱的血管区,呈团状或不规则形。肌瘤越大,动脉越粗,血管网也越丰富。双侧子宫动脉栓塞成功后,血流阻断,子宫血供下降,子宫内膜生长受抑制,月经量减少,贫血得以改善;肌瘤失去血液供应,肌瘤细胞缺血缺氧,发生坏死、吸收,导致肌瘤细胞总数减少,肌瘤萎缩,甚至自行消失,子宫内膜面积随之缩小,子宫出血量必然显著减少。由肌瘤占位引起的压迫症状也得以改善。

所以,子宫动脉栓塞的作用在于让子宫肌瘤"断粮",以达到不开刀治疗肌瘤的目的。

哪些子宫肌瘤患者适合子宫动脉栓塞术

子宫动脉栓塞术的适应证是:

(1) 月经过多、过频、经期延长及继发贫血确由子宫肌瘤引起。

(2) 有慢性下腹坠痛、腰腿痛、排便困难、排尿障碍等膀胱、直肠压迫症状以及输尿管受压的子宫肌瘤患者。

(3) 曾行子宫肌瘤摘除术,又有复发者。

(4) 子宫体肌壁间肌瘤直径小于 10 cm 者,对手术有顾虑,要求施行子宫动脉栓塞术者。

哪些子宫肌瘤患者不适合子宫动脉栓塞术

子宫动脉栓塞术的主要禁忌证有:

(1)穿刺部位(大腿根部、腹股沟处)的皮肤有感染、严重皮肤病患者。

(2)有急、慢性妇科炎症,未有效控制。

(3)子宫肌瘤迅速增大,疑有恶变者。

(4)心、肝、肾功能严重障碍及凝血功能异常者。

(5)高过敏体质,对造影剂、栓塞剂可能过敏者。

子宫动脉栓塞术后可能出现什么反应

术后可能出现下列反应,统称为"栓塞后综合征"。

(1)盆腔疼痛:表现为不同程度的下腹胀、坠痛。术后发生率达90%。一般持续6~12小时,长则3日。是子宫动脉栓塞术后最突出的反应,与肿瘤缺血和累及部分正常组织有关,也可能是栓塞剂引起无菌性炎症所致。口服或注射适量镇痛剂可缓解,也可用双氯芬酸(双氯灭痛)肛栓。

(2)下肢酸胀无力:术后发生率为50%~60%,持续1~2周后可自然消失。

(3)恶心、呕吐:一般较轻微,对症治疗可以缓解。

(4)发热:约25%受术者,尤其肌瘤较大者术后发热,体温在 37.5～38℃ 之间,一般持续 3～5 日。发热主要由肌瘤缺血,部分组织坏死、吸收所致。无需特殊处理。

(5)阴道出血:约 25% 患者术后出现少量阴道流血,持续数日至数周不等。由子宫内膜缺血、坏死脱落所致。

子宫动脉栓塞术有并发症吗

术后有可能发生下列并发症;但发生率较低。

(1)血肿或出血:虽然术毕穿刺部位加压包扎,并嘱受术者穿刺侧下肢绝对禁动 6 小时且必须平卧 24 小时,由于股动脉压力较大,穿刺部位仍有可能出血,甚至发生血肿。小血肿可自然吸收,大血肿需手术治疗。

(2)附壁血栓:操作过程中,血管壁受损伤,血液凝结于伤处,形成血栓。血栓脱落随血液流动,停留至某处,即形成栓塞,致使所供血之组织器官缺血及坏死,故该并发症的危害较大。

(3)子宫不可逆坏死、误栓其他器官的动脉(如膀胱、下肢的供血动脉),与操作技术不当相关。

(4)术后感染和中毒性休克:由操作过程中,未严格遵守无菌原则导致。虽然术后常规应用抗生素亦未起预防作用。

子宫动脉栓塞术治疗
子宫肌瘤有何优点

倘若子宫动脉栓塞术无应用价值,不可能成为子宫肌瘤的保守疗法之一。虽然,术后可能出现不良反应,那也在意料之中。其优点颇多,否则不可能被患者接受。

(1) 疗效好,特别对于以子宫出血为主症的患者来说,疗效特好。栓塞后,肌瘤体积明显缩小,且保持稳定。

(2) 创伤小,技术操作较简单,术后恢复快。并发症发生率低。

(3) 可保留子宫与生育功能。

(4) 同时存在肌壁间和黏膜下肌瘤的多发性子宫肌瘤患者,在接受子宫动脉栓塞治疗后,肌壁间肌瘤得以明显缩小,黏膜下肌瘤也将因缺血变性而缩小,甚至脱落排出。即使黏膜下肌瘤不自行脱落排出,亦易通过宫腔镜摘除且可减少术中、术后出血。

(5) 要是栓塞治疗效果不理想,即使失败,仍可接受其他治疗。

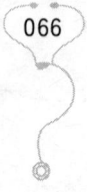

手术治疗

哪些患者需手术治疗

凡下列情况,必须接受手术治疗:

(1) 子宫体肌壁间肌瘤致子宫增大超过孕 12 周子宫,单个肌瘤直径超过 5 cm,月经明显变化,经量多、经期延长、经期缩短或不规则子宫出血,已继发贫血。

(2) 子宫体肌瘤部位特殊,前壁肌瘤向前凸,压迫膀胱,出现尿频、排尿障碍、尿潴留;后壁肌瘤向后凸,陷于子宫直肠陷凹内,压迫盆腔神经,引起腰酸腿痛、下腹坠胀,压迫直肠引起排便不畅、排便困难。

(3) 阔韧带肌瘤压迫输尿管导致肾盂积水。

(4) 不孕检查,丈夫没问题,患者排卵正常,经子宫输卵管造影确诊与子宫肌瘤使宫腔变形或压迫输卵管使其扭曲有关。

(5) 反复流产与很小的子宫体黏膜下肌瘤或肌壁间肌瘤向宫腔突出有关;既往妊娠时并发早产、胎位异常、感染或肌瘤红色变性者。

(6) 黏膜下肌瘤大部分突入宫腔或带蒂。

(7) 浆膜下子宫肌瘤带扭转,出现急性腹痛。

(8) 子宫颈前子宫肌瘤压迫膀胱,引起尿频或使输尿管移位以致肾盂积水;压迫尿道引起排尿不畅、尿潴留。

(9) 肌瘤生长速度较快,或发生变性,如透明性变、囊性变等。

(10) 绝经后,子宫肌瘤不但不萎缩,反而增大,疑有肉瘤变。

(11) 药物治疗效果不佳,或仅短期有效,肌瘤复发、继续增大,症状反而明显。

(12) 子宫动脉栓塞术失败。

哪些情况适用子宫肌瘤切除术

子宫肌瘤切除术是将子宫上的肌瘤,无论部位、类型、个数或大小,尽可能切除,以保留子宫、保留生育功能的手术。肌瘤切除术适用于以下的患者：

（1）年龄35岁以下，未婚或已婚未育，肌瘤症状明显，希望保留生育功能的患者；或已婚已育，肌瘤症状明显，但不愿切除子宫的患者。

（2）因有很小的黏膜下肌瘤或肌壁间肌瘤向宫腔突出导致反复流产者。

（3）宫角部或阔韧带肌瘤压迫输卵管或使输卵管扭曲以致不孕者。

（4）子宫体黏膜下肌瘤，无论大部分突入宫腔或隐匿于宫腔内，或已脱出于宫颈外口。

（5）浆膜下肌瘤无论部分突出子宫表面或带蒂。

（6）子宫颈肌瘤。

如何切除子宫肌瘤

子宫肌瘤切除术，从手术途径来说，有经腹与经阴道两种；从手术方式来讲，有传统的剖腹与通过内镜进行之分。所谓内镜技术系通过将带有冷光源的内镜置入人体闭合的腔道，观察内部器官、组织的病理生理变化，进行诊断和手术处理的一项新技术。如内外科应用的膀胱镜、支气管镜、食管镜、胸腔镜、胃镜、肠镜、关节镜等，以及妇科常用的腹腔镜、宫腔镜。

腹腔镜通过脐孔小切口，对盆、腹腔器官进行观察；宫腔镜通过自然腔道——阴道和宫颈对宫颈管、子宫体腔进行审视。国内的腹腔镜诊断始自20世纪70年代，直至20世纪90年代初，在引进新设备和能源系统后，才逐步开展了各种腹腔镜手术。宫腔镜的发展史迄今已有100余年,国内应用宫腔镜进行诊断和手术约有30年的经验积累。

哪些患者适合腹腔镜子宫肌瘤切除术

先说说腹腔镜手术的优点。腹腔镜下,若能顺利完成肌瘤摘除和摘除后创面或肌层缺陷(瘤窝)的修复,则腹腔镜手术的优点非常突出。与传统的剖腹手术相比,腹腔镜手术的腹部切口微小(一个小小的脐孔切口),术后疼痛轻;由于术中不需像剖腹手术那样排垫肠管,干扰少,术后肠胀气少、恢复蠕动快,且无肠梗阻及其他并发症。

再讲讲腹腔镜手术的难处。首先,腹腔镜的操作技术要求较高。再者,腹腔镜手术器械的操作角度受下腹两侧辅助穿刺点位置的限制,因此,对于多发性肌瘤,想通过一个子宫切口摘除多个肌瘤不太可能。另外,腹腔镜手术器械"臂"大大长于剖腹手术器械,手术医师的手远离操作器械的工作端,因而不利于腹腔镜下进行精细的手术操作和非常精细的缝合,不但手术耗时,子宫创面也不易精确对合,可能导致较多粘连,特别是摘除子宫体后壁肌瘤的切口处理,难度较大。

传统的剖腹手术,可切除所有需要切除的肌瘤,并且术者能用手触摸子宫,以防遗留肌层深处的肌瘤,但腹腔镜手术不能,需要慎密选择对象。选择标准是:浆膜下肌瘤、向浆膜突出的肌壁间肌瘤,肌壁间肌瘤突向宫腔那部分,不超过瘤体的50%;肌瘤直径4～6 cm。术前必须排除子宫内膜恶性病变;行B型超声检查了解肌瘤的位置、大小、个数以弥补术中不能用手触摸、探查的困扰。

决定采取腹腔镜手术方式后,如子宫肌瘤超过4 cm;月经过多已继发严重贫血;合并子宫腺肌症或腺肌瘤者,可先用促性腺激素释放激素类似物(GnRH-a)作术前准备。每4周注射1次,共3次,可使肌瘤缩小,贫血自然得以改善,术中出血减少;有利于肌瘤剜出,肌瘤碎块的取出以及子宫创面的对合。手术时间一般选择在停药后3～4周。

哪些患者不适合腹腔镜子宫肌瘤切除术

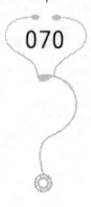

腹腔镜下子宫肌瘤摘除术的实施,受子宫肌瘤的大小、数目及生长部位和术者技术熟练程度的限制。下列情况均属禁忌证。

(1) 有4个以上子宫肌瘤直径超过3 cm。从1个切口剜出多个肌瘤难度大。

(2) 肌瘤直径超过10 cm,肌瘤碎块取出困难。

(3) 在子宫肌层深部的肌壁间肌瘤,瘤体已大半突入宫腔。摘除难度大,失血多,耗时长。

(4) 阔韧带肌瘤邻近盆底,潜在损伤输尿管和子宫血管的危险。

(5) 心、肺、肾、肝等重要脏器功能不全的患者。如有手术绝对指征,宜行传统的剖腹子宫肌瘤切除术,视野清晰,手术时间短。

什么叫腹腔镜辅助子宫肌瘤切除术

腹腔镜与腹部小切口途径相结合的子宫肌瘤切除术,叫做腹腔镜辅助子宫肌瘤切除术。该手术方式的优点在于通过腹部小切口,术者可用手触摸子宫,确保无肌瘤遗漏;便于用传统方法迅速完成子宫肌壁缺损的多层缝合,关闭"瘤窝",完美修复创面与对合子宫切口;缩短手术时间。由于腹壁切口小,不需排垫肠管,术后肠功能恢复较快。下列情况为该项技术的适应证:

(1) 肌瘤直径>5 cm。

(2) 多个肌瘤需要多次碎块操作。

(3) 深埋肌壁内的肌瘤。

(4) 肌瘤剜出后需要多层缝合肌壁缺陷。

哪类子宫肌瘤可经宫腔镜摘除

以往,除脱出于子宫颈外口,且瘤蒂细长、附着于子宫颈管或子宫峡部的黏膜下肌瘤可用长弯血管钳挟持切除、瘤蒂予以缝扎外,绝大多数隐匿于宫腔内的黏膜下肌瘤的有效治疗不外乎剖宫切除肌瘤或剖腹切除子宫。如今宫腔内的黏膜下肌瘤大多可采用宫腔镜下激光或电切割术解决。

虽然，B型超声检查有助于诊断和定位，术前的诊断性宫腔镜检查更可对肌瘤的大小、部位、数目以及肌瘤向宫腔内生长的程度作出更准确的评估，并排除子宫内膜恶性病变。

子宫黏膜下肌瘤有3种类型：0型，瘤体完全突出于宫腔内；Ⅰ型，瘤体50%以上突出于宫腔内；Ⅱ型，瘤体50%以上生长在宫体肌壁内。0型、Ⅰ型黏膜下肌瘤皆可经宫腔镜切除。Ⅱ型以及生长在子宫颈内口且嵌入壁间较深的肌瘤，如果在宫腔镜下切除，出血多，易误伤子宫血管之外，尚存在发生子宫穿孔的危险，故以剖腹切除子宫为妥。

子宫肌瘤切除后会不会复发

子宫肌瘤无论是经剖腹手术摘除，还是在腹腔镜下摘除或者腹腔镜结合腹部小切口摘除；还有经宫腔镜摘除，术后都有可能复发，会再长出来。肌瘤都原发于子宫肌层，都由小变大。刚开始时，是"种子"，只能在显微镜下看到。"种子"很少只有1颗，究竟有多少颗，什么时候"发芽"，哪个先"发"，哪个落后，隔多久长大到肉眼看得见，全是未知数。B型超声检查是最常用的辅助诊断方法。术前B型超声显像可以明示子宫肌瘤的位置、大小、个数，不过，能显像的肌瘤都已经比米粒大。剖腹手术时，能直视、可触摸子宫，但不能发现所有存在的小肌瘤；腹腔镜只能看，不可摸，所以，采用任何手术方式摘除肿瘤，即使腹腔镜加腹部小切口，还有宫腔镜手术，都会有"漏网之鱼",遗留下深藏在子宫肌层内的小小肌瘤。只要促肌瘤生长的因素继续存在,肌瘤切除术后,很有可能再出现"新肌瘤",但愿它或它们长得慢点。

子宫肌瘤切除术后隔多久可以怀孕

因确诊是子宫角部肌瘤或阔韧带肌瘤压迫输卵管或使其扭曲,以致输卵管管腔不通或管壁蠕动失常,精子不能到达输卵管内与卵子相遇而不孕;有肌壁间肌瘤使子宫体腔变形或宫腔内黏膜下肌瘤占位,妨碍受精卵着床而反复流产的患者,在接受子宫肌瘤摘除术后,最想知道的理所当然是术后隔多久可以计划怀孕。肌瘤切除手术无论通过什么途径(经腹、经阴道)、采取什么方式进行的(剖腹、腹腔镜、宫腔镜),待受术者身体康复、月经正常来潮后,最要紧的是了解手术效果——输卵管是否通畅无阻、蠕动正常,或子宫体腔是否回复原形。如何了解?最安全有效的检查方法是子宫输卵管造影术。何时检查呢?宫腔内带蒂黏膜下肌瘤摘除后,子宫体壁无损伤。倘若是大部分突入宫腔的黏膜下肌瘤、深埋肌层的肌壁间肌瘤、阔韧带肌瘤或宫角部肌瘤都有"瘤窝",肌瘤切除后留下的"瘤窝"——子宫壁缺陷必须予以分层缝合关闭。单个肌瘤,子宫壁只有1个切口;要是肌瘤多发,术时不能通过一个切口解决,子宫壁上就有多个切口。"瘤窝"的愈合需要时间,肌壁间肌瘤越大、部位越深,其"瘤窝"愈合所需时间越长。所以,一般选择在月经3次以后造影检查,比较恰当。如果子宫瘢痕愈合良好,宫腔形态正常,输卵管通畅,根据手术情况,术后半年、1年可以计划受孕。如果成功受孕,务须严遵医嘱,按时产前检查,尤其当初手术时子宫的切口较大、较深者,因为孕期中潜在子宫瘢痕裂开的危险。

哪些肌瘤患者应行子宫切除术

子宫切除术,从手术范围来说,有全子宫切除及次全子宫切除两种;从手术途径来讲,有经腹和经阴道之分。当前,经腹子宫切除又有一新术式——腹腔镜全子宫及次全子宫切除术。因子宫肌瘤而切除子宫,以采取经腹途径居多。

凡下列子宫肌瘤患者应行子宫切除术:

(1)肌壁间肌瘤致子宫增大超过孕3个月的子宫,月经过多、子宫不规则出血已继发贫血;膀胱、直肠压迫症状明显,经药物治疗少效,不需保留生育功能。

(2)阔韧带肌瘤压迫输尿管导致输尿管积水、肾盂积水。

(3)伴有盆腔肿块。

(4)宫颈巨大肌瘤,经阴道摘除估计出血多、不易止血。

年龄较大、宫颈有糜烂、裂伤等病变,一般作子宫全切除术,以防残留的宫颈往后发生恶性病变;如果一般情况差或技术条件受限制,只能改行次全子宫切除术,术后密切随访残留的宫颈。患者年轻、宫颈正常,可切除子宫

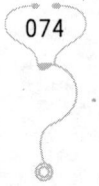

体、保留子宫颈,术后不影响阴道长度,更无损阴道顶端原来结构。

切除子宫会影响性生活吗

子宫是产生月经和孕育胚胎、胎儿的器官。所以,切除子宫时,即使双侧卵巢都保留,月经也不会再来潮,当然更不会生儿育女。关于月经与生育问题,准备接受子宫切除术的患者能理解,有所顾虑的往往是术后还能不能过性生活,会不会影响夫妻和谐。要知道那上端包绕子宫颈、下端开口于阴道前庭后部的阴道,才是女性的性交器官。

次全子宫切除术,切除子宫体而保留子宫颈,手术既不干扰阴道顶端的原来结构,更不影响阴道长度,换句话说,与阴道无关。因此,度过术后康复期,只要身体健康状况许可,尽管恢复性生活。

至于将子宫体与子宫颈一并切除的全子宫切除术,术时是紧贴子宫颈剪断环绕宫颈周围的阴道穹隆,将整个子宫切除后,再将阴道顶端切缘缝合成盲端并完成悬吊的。所以,阴道的支托和长度所受影响甚微。关键是阴道顶端的愈合需要时间。如果术后复查,阴道顶端愈合良好,术后数月即可恢复性生活。怎样能让阴道顶端早点完美愈合呢?阴道顶端的愈合,除了与术者的缝合技术有关外,与局部是否感染、所承受的腹内压力是否过高密切相关。因此,术前、术后都会酌用抗生素预防感染,出院时会叮嘱在休养期间注意外阴清洁;多休息、少活动；不能久站、久坐、久行，更不能提举重物；保持大便通畅；防治咳嗽，尽量不增加腹内压力，需知阴道顶端在骨盆腔的最低处。

子宫切除后还要参加妇科普查吗

每 1~2 年开展的妇科普查普治，查什么？查妇女病及妇科恶性肿瘤，贯彻早发现、早诊断、早治疗，三"早"政策。查哪些项目？查的项目可多呢！首先审视外阴、阴道前庭。再用窥器窥视阴道、宫颈；取阴道排液（即白带）查滴虫、霉菌、清洁度；作宫颈防癌涂片，查有无异常细胞。最后行腹部-阴道-直肠三合诊，查女性上生殖道，包括子宫、输卵管和卵巢及其周围组织。需要时，增加盆腔B型超声检查。

因子宫肌瘤而接受全子宫切除术，如果患者年龄在50岁以下，双侧输卵管卵巢外观正常，一般予以保留，除非本人要求一并切除以绝后患。保留卵巢为的是保留它的内分泌功能，以免突然"去势"（去除性腺），体内雌激素骤减引起一系列躯体及精神心理症状，提早出现"绝经期综合征"。主要表现为潮热、出汗（血管舒缩症状）；激动易怒、焦虑不安、情绪低落、抑郁寡欢、不能自控、记忆力减退、注意力不集中（精神神经症状）；阴道干燥、性交困难、反复阴道及尿路感染、张力性尿失禁（泌尿生殖道症状）；骨矿含量减少、骨质疏松。保留输卵管，那是为了减少对卵巢血液供应的影响。既然保留卵巢及输卵管，和未切除子宫的妇女一样,术后仍须参与妇科普查,何况还有外阴、阴道问题。

至于选择次全子宫切除的肌瘤患者,不论卵巢和输卵管是否切除,所保留的宫颈,其发生良、恶性病变的可能性与常人一样,怎能不参加妇科普查?!

子宫肌瘤合并妊娠

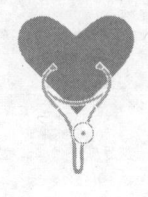

姓名 Name　　　　　性别 Sex　　　年龄 Age
住址 Address
电话 Tel
住院号 Hospitalization Number
X 光号 X-ray Number
CT 或 MRI 号 CT or MRI Number
药物过敏史 History of Drug Allergy

子宫肌瘤合并妊娠的发生率高吗

子宫肌瘤是否影响受孕,取决于肌瘤的部位、类型、大小,与数目的关系不大。如前所述,女性必须具备的受孕条件是:① 卵巢产生正常的卵子;② 有健全的输送卵子的输卵管;③ 有通畅的阴道、子宫颈和子宫体腔,能接受精子的输入,方便精子移行;④ 有适合受精卵着床(植入)、生长、发育的子宫内环境。从上述4个女性受孕的必备条件来看,子宫肌瘤导致患者不孕的"罪行",应该是影响精子的移行或干扰子宫内环境这两项。

浆膜下肌瘤不会影响受孕。子宫角部肌壁间肌瘤、阔韧带肌瘤可压迫输卵管、使其扭曲,由于管腔不通或管壁蠕动失常,精子不能或难以到达输卵管壶腹部内与卵子相会,导致不孕。子宫体肌壁间肌瘤若使宫腔变形与扩大,则不利于精子移行而致不孕;因压迫周围肌壁与内膜使静脉充血、扩张,以致子宫内环境改变而不利于受精卵着床。子宫体腔内有黏膜下肌瘤占位,妨碍受精卵植入。子宫颈肌瘤压迫宫颈管腔可影响精子进入子宫体腔;或改变宫颈口的朝向,使其远离阴道后穹隆部的精液池,不利于精子进入宫颈口。

那么,子宫肌瘤合并妊娠的发生率高吗?据统计,占肌瘤患者的0.5%~1%;占妊娠的0.3%~0.5%。不过,其实际发生率可能远较上述数字高,因为肌瘤较小、

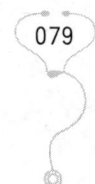

没有什么症状的话,在妊娠与分娩过程中,易被忽略不计。

怀孕后查出子宫肌瘤怎么办

怎么会在怀孕后才发现子宫有肌瘤呢?没啥奇怪的。首先,子宫肌瘤总是悄悄地、慢慢地长大的。如果没出现什么异常情况,未婚女性一般不会轻易走进妇科门诊室。再说,尽管妇幼保健工作者一再宣教婚前检查的重要性和必要性,自从将"硬性规定"改为"悉听尊便"以来,不做婚前检查的准新娘猛增,子宫肌瘤合并妊娠的发生率,自然随之"水涨船高"。

目前,各地药房都有早孕试纸出售,一旦月经逾期不至,乖巧的准妈妈早就自测。除非早孕反应重,大多延迟至停经2个月后才到医院要求做B型超声检查确诊妊娠,由此发现子宫赘生肌瘤的还真不算少。怀孕后查出子宫肌瘤怎么办?对初次妊娠或切盼生育的患者,不论肌瘤长在子宫什么部位、属于哪种类型、是大是小,原则上不加干预,密切随访,静观其变。若肌瘤为浆膜下类型,大多无碍,可安然度过妊娠与分娩。如肌瘤较大,在肌壁间或黏膜下,必须加强监护,密切观察妊娠的进展,慎防流产、早产;注意肌瘤的变化,是否增大,有无变性,酌情处理。

顺便提一下,要是早知子宫赘生肌瘤,意外怀孕怎么办?不想继续妊娠,就尽早终止。须知随妊娠进展,子宫血流量将日益增多,血流速度亦加速,术中出血必然增多。至于肌瘤问题,结束妊娠后再议。

子宫肌瘤会不会妨碍妊娠的进展

由于卵子受精的确切时间无从知道,所以,妊娠全过程只能从末次月经的第 1 日算起,总共 280 日,计 40 周。妊娠 12 周末以前,称早期妊娠。第 13~27 周末,称中期妊娠。第 28 周以后,称晚期妊娠。

即使机缘凑巧,卵子和精子得以在输卵管中相遇结合,受精卵发育形成的胚泡能顺利通过输卵管,又及时植入子宫内膜,也难保妊娠就此一帆风顺。有 15% 左右的胚胎或胎儿会因为各种各样的原因自动脱离母体而排出,这就是自然流产。妊娠在 12 周以前结束的,称早期流产;在 12~28 周前终止的,为晚期流产。如果胎儿在妊娠满 28 周至不满 37 周(196~258 日)间娩出,则称早产。胚胎、胎儿无论是流产还是早产,自动脱离母体不外乎自身和母体两方面的因素所致。子宫肌瘤就是母体因素之一。

子宫赘生肌瘤并不抑制卵巢功能,卵巢仍然排卵与分泌性激素。子宫肌瘤患者可以受孕,不过,流产率或早产率较高。子宫体黏膜下肌瘤如果不大,受精卵有可能避开它而植入子宫内膜,但是它的存在会妨碍胚泡的继续发育、胎盘的形成而导致早期流产。较大的肌壁间肌瘤未影响受孕,但所造成的机械性阻碍、宫腔变形或子宫肌层及内膜的静脉充血扩张,却影响胚胎赖以生存的蜕膜(由内膜细胞迅速增大变成)与胎盘的发育;使子宫收缩的频率、幅度及持续时间增加,干扰受精卵着床后的发育而导致流产,或在妊娠晚期诱发早产。

子宫肌瘤对胎儿有何不良影响

无论是怀孕后查出子宫有肌瘤,还是孕前就知道有子宫肌瘤,如果肌瘤未妨碍妊娠继续进展,在整个孕期,还可能对胎儿有下列不良影响。

(1)胎儿生长受限:为适应胚胎、胎儿生长发育的需要,并为分娩及哺乳的消耗作好准备,妊娠期间母体全身都发生变化。从血液方面来说,主要是循环血容量的增加。子宫是胎儿的宫殿,随胎儿的生长发育,子宫体积逐渐增大,宫腔容量逐渐增加;子宫血流量日益增多以适应胎盘内血流量增加的需要。脐带连接胎儿与胎盘,胎盘附着于子宫内壁,是维持胎儿与母体之间物质交换的重要器官,子宫肌瘤合并妊娠时,肌瘤与胎盘分享增多的子宫血流量,可使胎盘内血流量不足而影响胎儿的营养供应,导致胎儿生长受限,胎儿出生体重低于同胎龄正常体重。

(2)胎儿发育异常:较大的肌壁间肌瘤使宫腔变形、造成机械性阻碍,胎儿在有限的空间内,生长发育受影响,甚至受肌瘤压迫而畸形发育。

(3)胎位异常:由于受子宫体腔空间的限制,胎儿在子宫内有一定的姿势。正常胎姿势为头向前屈,下颌贴近胸壁,脊柱略向前弯,四肢屈曲、交叉于胸腹前而整个躯体成为头端小、臀端大的椭圆形,像个鸡蛋。如此的胎儿姿势可使体积及表面积均明显缩小。那么,胎儿在母亲子宫内是否像关禁闭那样,不能乱动呢？才不是呢！没有一个胎儿不会翻跟斗,而且越小越不老实,越翻得起劲,因为有个"保护人"——羊水（俗称胞浆水）在撑腰！羊水量随妊娠时间而增加,它保护胎儿,既管保暖,维持恒温；又缓冲外来的震荡和撞击,维持恒压；而且为胎儿创造自由活动的空间。所以,胎儿虽说寄居在子宫内,实际上是生活在羊膜囊那个"水晶宫"中。在妊娠28周以前,由于胎体小而羊水相对较多,胎儿在子宫腔内的活动范围相当大,故而老是翻跟斗,横七竖八。不过,该阶段的胎位无关紧要。因为,胎儿逐渐长大,胎头增大、加重,日后大多能自行转成头朝下、臀在上的"头位"。但是,如果肌壁间肌瘤位置低,长在子宫下段,那就会阻碍胎头自然倒转及下降,以致胎位异常而呈"臀位"（胎儿端坐）或"横位"（胎儿横躺）。

子宫肌瘤会影响胎盘位置吗

　　子宫肌瘤合并妊娠时,可能并发胎盘位置异常,胎盘前置或低置。

　　正常情况下,胎盘附着在子宫体的前壁、后壁或侧壁。如果胎盘附着于子宫下段,胎盘下缘达到或覆盖子宫颈内口,它的位置低于胎儿先露部（即最先进入母亲骨盆入口的胎儿部分,如头位时的头,臀位时的臀或足,横位时的肩）,那就是前置胎盘。按照胎盘边缘与子宫颈内口的关系,前置胎盘分为3种类型:

(1) 完全性：子宫颈内口全部被胎盘遮盖；

(2) 部分性：子宫颈内口仅一部分被胎盘遮盖；

(3) 边缘性：胎盘附着于子宫下段，边缘到达子宫颈内口。所谓低置胎盘，意思说比边缘性前置胎盘的位置再高一点，胎盘附着于子宫下段，边缘没与子宫颈内口接触。

前置胎盘是妊娠晚期（妊娠 28 周以后）出血的主要原因之一，是妊娠期的严重并发症，若处理不当，威胁母儿生命。然而造成胎盘前置的原因尚不清楚，可能与下列情况有关：

(1) 受精卵发育迟缓，在到达子宫体上部时尚无能力着床（植入子宫内膜）。它继续下移，直至子宫体下段时才植入，并在该处发育、形成胎盘。

(2) 多次生育或刮宫，使子宫内膜受损；产后或流产后子宫内膜发炎，使子宫内膜萎缩，在再次受孕后，两种情况皆致子宫蜕膜（由内膜细胞肥大变成）血管生长不全。当受精卵植入后，由于血液供应不足，胎盘向较低处延伸，扩大面积以摄取更多营养适应胎儿生长发育的需要。

(3) 胎盘面积过大，如多胎妊娠时，延伸到子宫下段。

(4) 胎盘异常，如有副胎盘。主胎盘在子宫体部，副胎盘可达子宫下段，近子宫颈内口处。

那么，子宫肌瘤又怎么会影响胎盘位置的呢？浆膜下肌瘤不妨碍受精卵植入及随后的胎盘形成。有关系的是较大的肌壁间肌瘤，尤其是接近子宫内膜向宫腔突出的那种类型,它既使宫腔变形,又成为机械性障碍,受精卵在其附近植入子宫内膜后,由于肌瘤压迫,局部静脉郁血,血供不良,胎盘只能向子宫下段生长发展以扩大面积。所以,子宫肌瘤合并妊娠有可能并发胎盘位置异常。

子宫肌瘤合并妊娠,属于高危妊娠范畴,产科门诊有专人负责密切监护。B型超声检查可清楚显示胎盘位置、胎盘边缘与子宫颈内口的关系从而及早作出诊断,予以正确处理。

子宫肌瘤可能导致难产吗

有子宫肌瘤的孕妇,在密切的监护下,闯过了流产、早产关,安然度过了妊娠期,又面临"十月怀胎,一朝分娩"问题。会难产吗?先谈谈分娩的正常与异常吧。

影响分娩的主要因素是产力、产道和胎儿,还有精神心理因素。产力是分娩的动力,以子宫收缩为主,贯穿于分娩全过程。能使子宫颈口扩张及胎儿下降的子宫收缩力,才是有效的产力。产道包括骨产道(骨盆腔)及软产道(子宫下段、宫颈、阴道、外阴)是胎儿经阴道娩出的通道。产道异常可使胎儿娩出受阻,以骨产道(骨盆腔大小与形态)异常多见。胎儿能否顺利通过产道,取决于胎儿大小、胎位及有无畸形。最先进入骨盆入口的胎儿部分,称为胎先露。只有头朝下、枕骨向前的枕前位是正常胎位,其他都是异常胎位,包括胎头位置异常、臀位和横位。胎位异常是难产的常见因素。产妇的精神心理因素（紧张、恐惧、焦虑等）会影响子宫收缩力。倘若各因素均正常并能相互适应,胎儿顺利经阴道娩出,为正常分娩,即顺产。任何1个或1个以上因素异常或4个因素间相互不能适应,使分娩受到阻碍,称异常分娩,亦即难产。

再讲讲子宫肌瘤会不会导致难产。有些肌瘤确实可能导致难产！子宫肌瘤长在子宫下段,无论是浆膜下还是肌壁间,均妨碍妊娠晚期时胎儿的自然倒转（胎头朝下,胎臀在上）；子宫肌瘤占据骨盆入口或嵌在骨盆腔内,阻碍胎头下降；较大的或多发性子宫肌壁间肌瘤妨碍子宫收缩,引起子宫收缩乏力而延长产程。

由子宫肌瘤造成的难产,唯有施行剖宫产解决。术时是否切除肌瘤甚至切除子宫,则根据肌瘤大小、部位和产妇情况、意愿决定,以对产妇最有利为原则。需要补充的是,在妊娠期间增大的肌瘤,分娩后会逐渐缩小。

妊娠期间子宫肌瘤可能发生哪些变化

子宫肌瘤合并妊娠时,肌瘤是否妨碍妊娠的进展,引起流产、早产；干扰胎儿的正常生长发育；影响胎盘位置或导致难产,取决于肌瘤的部位、类型、大小与个数。那么,在长达280天之久的妊娠期间,子宫肌瘤又可能因妊娠而发生哪些变化呢？

（1）增大：妊娠期子宫血流量大大增加,血液供应极其丰富,肌瘤与胎盘共享,由于营养丰富,还有胎盘激素的影响,平滑肌细胞肥大,瘤体明显增大。

(2)变性:妊娠期如果肌瘤迅速增大,可发生一种特殊的变性——红色变性。这是怎么造成的呢?当肌瘤长大到一定程度时,血液供应将跟不上需要,尤其是肌瘤的中央部分,容易缺血。肌壁间肌瘤的血液供应情况又比浆膜下肌瘤复杂。肌壁间肌瘤周围有一层被压缩的肌纤维所形成的假包膜。该假包膜与肌瘤之间有一些疏松的结缔组织,子宫血管穿过假包膜供应肌瘤的分支就在其中运行。由于妊娠的影响,不但肌瘤生长较快,它周围的子宫肌层也肥厚水肿,两面夹攻,压迫居间的假包膜血管,阻碍静脉回流,以致血液循环发生障碍,肌瘤的血液供应因而更加不足。不论是浆膜下,还是肌壁间肌瘤,瘤组织缺血时,均将发生透明性变、囊性变等变性。倘若肌瘤血管有血栓形成,血循环障碍严重,肌瘤组织将缺血坏死,以致瘤内毛细血管破裂而有出血,弥散于瘤组织内,发生溶血,释出的血红蛋白使肌瘤呈红色,这就是所谓的红色变性。

肌瘤发生红色变性时,除子宫局部明显压痛之外,伴有剧烈腹痛、恶心、呕吐、发热、脉搏加速和白细胞计数升高等症状。确诊后,采用对症处理,包括卧床休息、纠正水和电解质失衡、冰袋冷敷下腹部以及适当应用镇静剂和止痛剂等,多能缓解。

(3)蒂扭转:蒂较长、中等大小、活动度好的浆膜下肌瘤,在妊娠期间,当孕妇突然改变体位或因子宫位置改变时,易发生蒂扭转,引起急性腹痛,常伴恶心、呕吐等症状。一旦确诊,唯有立即手术切除,否则肌瘤将因蒂内血管扭曲而缺血、坏死及继发感染（细菌来自邻近肠管）。

～ 产后还会出现并发症吗 ～

子宫肌瘤合并妊娠时，大多可以安然度过妊娠期与顺利分娩，但还是有少数患者会在产后出现这样那样的问题。

(1) 产后出血：胎儿娩出后24小时内，失血量超过500ml，称为产后出血，与分娩方式无关。分娩全过程，从开始出现规律宫缩直到胎儿、胎盘娩出，分为3个产程。第一产程为宫颈扩张期，第二产程为胎儿娩出期，第三产程为胎盘娩出期。胎儿娩出后，由于子宫腔容积突然明显缩小，胎盘不能相应缩小，与子宫壁发生错位而局部剥离。剥离面出血，形成胎盘后血肿。子宫继续收缩，增加剥离面积，直至胎盘与子宫壁完全脱离而排出。

较大的肌壁间肌瘤妨碍子宫收缩，可导致子宫收缩乏力而第一、第二产程延长，也可影响胎儿娩出后的胎盘剥离过程，胎盘剥离不全，剥离面血窦开放，造成第三产程出血。即使胎盘人工取出，子宫仍然疲软，收缩乏力而产后大量出血。倘若肌瘤造成难产或因胎儿窘迫等其他原因施行剖宫产术，在胎儿、胎盘相继取出后，也可并发子宫收缩乏力性产后出血。

(2) 产褥感染：从胎盘娩出至产妇全身各器官（乳腺除外）恢复或接近正常未孕状态所需的一段时间，称为产褥期，约6周。产褥感染是指分娩及产褥期间，生殖道受病原体侵袭引起局部或全身性感染，以急性子宫内膜炎、子宫肌炎居多，病原体经胎盘剥离面侵入。由于子宫内膜充血、坏死，阴道内有大量脓性分泌物，常有臭味。若为子宫肌炎，则子宫复旧不良，子宫有压痛，伴高热、头痛、白细胞计数升高等症状与体征。

分娩降低或破坏女性生殖道的防御功能，并且增加病原体侵入生殖道的机会。若因子宫肌瘤导致子宫收缩乏力而产程延长；或产前、产时及产后出血；或难产而增加手术操作，皆使产妇抵抗力下降，更可诱发产褥感染。

（3）肌瘤红色变性：胎盘娩出后，子宫胎盘血循环不复存在；子宫缩复，胎盘附着面立即缩小，面积仅为原来的一半，大量血液从子宫涌入体循环。在妊娠期间未发生变性的肌瘤，却有可能在产褥期间因血液供应的骤减、缺血、坏死而出现红色变性。

子宫肌瘤的常见并发症

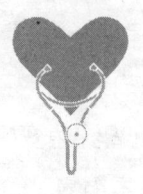

姓名 Name _____ 性别 Sex ____ 年龄 Age ____
住址 Address _____
电话 Tel _____
住院号 Hospitalization Number _____
X 光号 X-ray Number _____
CT 或 MRI 号 CT or MRI Number _____
药物过敏史 History of Drug Allergy _____

卵巢的结构和作用如何

卵巢为一对扁椭圆形的性腺器官，其主要作用是产生卵子和激素，从而使女子具备正常的生理特征和生育能力（图2）。卵巢的大小随年龄而有差异，青春期前，卵巢表面光滑；青春期开始排卵后，表面逐渐凹凸不平，成年女子的卵巢约4 cm×3 cm×1 cm大小，重约5～6 g，呈灰白色；绝经期后卵巢萎缩变小、变硬。卵巢位于输卵管的下方，卵巢外侧以骨盆漏斗韧带连于骨盆壁，内侧以骨盆卵巢固有韧带与子宫相连。卵巢表面无腹膜，由生发上皮覆盖，其内有一层纤维组织即卵巢白膜。白膜下的卵巢组织可分为皮质和髓质两部分。皮质在外层，其中有数以万计的始基卵泡及致密的结缔组织；髓质在卵巢的中心部分，含有疏松结缔组织及丰富的血管、神经、淋巴管及少量与卵巢悬韧带相连续的平滑肌纤维，髓质

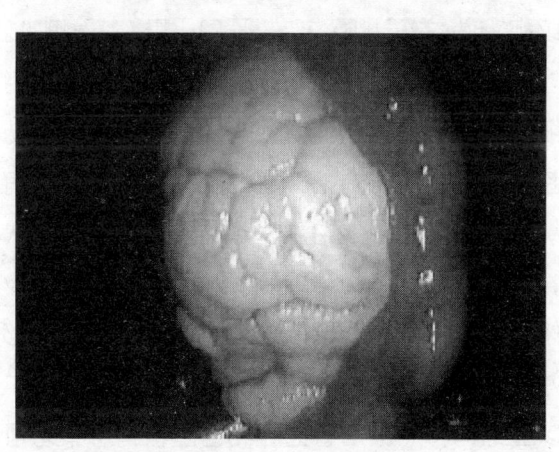

图2　腹腔镜下看到的卵巢

内无卵泡,平滑肌纤维对卵巢的运动具有作用。

卵巢分泌两种激素——雌激素和孕激素,从而使女性保持其特有的女性特征,同时为孕卵的种植、生长创造条件。

输卵管的结构与功能如何

输卵管是女性内生殖器的一部分,为一对细长而弯曲的管道,位于子宫两侧,左右各一(图3)。其内侧与子宫角相连通,向两侧延伸,外侧游离和卵巢并行,全长8～14cm。输卵管为卵子与精子相遇的场所,受精后孕卵由输卵管向子宫腔运行。

根据输卵管形态,将其分为4个部分:① 间质部或称为壁内部,是通入子宫的部分,狭窄而短,长度仅有1cm。② 峡部,为间质外侧一段,管腔狭窄,长2～3cm。③ 壶腹部,在峡部外端,管腔较宽大,长5～8cm。④ 漏斗部或称伞端,为输卵管末端,开口于腹腔,呈喇叭口状。

输卵管壁由3层组织构成,中层为平滑肌层,当平滑肌收缩时能引起输卵管由远端向近端蠕动,以协助孕卵向宫腔运行。内膜层为黏膜层,受性激素的影响,有周期性组织学变化,但不如子宫内膜明显。内膜由柱状组织组成,其中有纤毛细胞的纤毛可以摆动,也有协助孕卵运行的作用,无纤毛细胞具有分泌功能,又成为分泌细胞。外层为浆膜层,是由腹膜延续而来。

以上结构特点决定着盆腔和宫腔若有感染均可侵袭到输卵管。

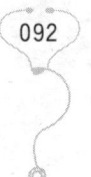

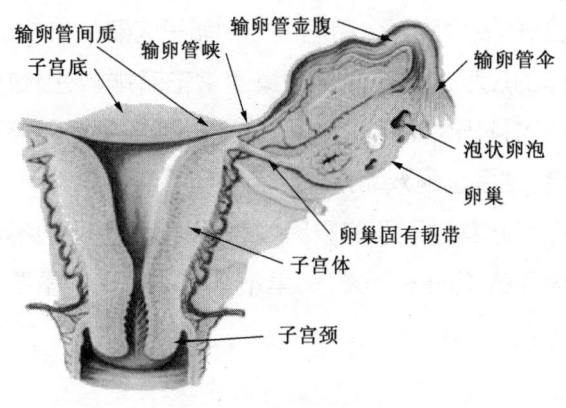

图3 卵巢及输卵管

卵子的产生过程是怎样的

卵子是人体最大的细胞，也是女性独有的细胞，是产生新生命的母细胞。

卵子是女性性腺——卵巢产生的，直径约0.2mm。卵巢的主要功能除分泌女性必需的性激素外，还产生卵子。女孩在胚胎时期3～6孕周时已形成卵巢的雏形。出生前，卵巢中已有数百万个卵母细胞形成，经过儿童期、青春期，到成年也就只剩10万多个卵母细胞了。卵母细胞包裹在原始卵泡中，在性激素的影响下，每月只有一个原始卵泡成熟，成熟的卵子再从卵巢排出到腹腔。一般来说，女性一生成熟的卵子约400个，其余的卵母细胞便自生自灭了。

一个卵子排出后约可存活48小时，在这48小时内等待着与精子相遇、结合。若卵子排出后不能与精子相遇形成受精卵，便在48小时后自然死亡。失去这次受精的机会,就要等到一个月后另一个卵子成熟并被排出,重复同样的过程。左右两个卵巢通常轮流排卵,少数情况下能同时排出两个或两个以上的卵子。如果分别与精子相结合,就会出现双卵双胞胎和多卵多胞胎。

在引起女性不孕的原因中,卵巢因素引起的不孕约占不孕症的15%～25%,卵巢不排卵即是其中重要的原因之一。

卵子是如何迁移的

卵子运行的主要环节是输卵管伞端的作用。根据一些动物体内的直接观察,排卵后卵子并不在腹腔内游走很长的距离。由于输卵管肌肉、系膜及卵巢固有韧带的收缩活动相互配合,使输卵管伞端与卵巢排卵部位非常接近。在人类,手术时也经常见到双侧输卵管绕向子宫后方,估计人的输卵管捕获卵子的功能与哺乳动物可能相似。

卵子进入输卵管主要是由于输卵管伞端的捡拾作用。近年来,人们在直视下观察,发现排卵的卵泡并非暴力破裂把卵子冲入腹腔,而是卵泡液带着卵丘细胞的次级卵母细胞经排卵点缓慢流出。排卵后由于孕激素的作用,输卵管伞端广泛分散、充血,输卵管收缩强度增加,加上伞端离排卵点很近以及伞端大量纤毛的摆动,几分钟内卵子便被迅速送至壶腹部。输卵管液在输卵管的峡部流速比较快,而在壶腹部的流速则很慢,便于卵子在壶腹部停留,并在此处受精。卵子从卵巢排出后,15～18小时内受精效果最好,如果24小时内未受精则开始变性。

卵巢分泌的性激素有何生理作用

卵巢主要合成及分泌两种女性激素,即雌激素和孕激素,但亦会合成与分泌少量雄激素。一般卵泡内膜细胞为排卵前雌激素的主要来源,排卵后,黄体细胞分泌孕激素和雌激素。

雌激素的生理作用包括:促进子宫发育,并使子宫收缩力增强;使子宫内膜增生;松弛子宫颈口,增加宫颈黏液的分泌,使其质地变得稀薄清亮,易拉成丝状,有利于精子穿透,干燥后出现羊齿状结晶,临床常用其判定是否为排卵期;还可促使输卵管发育,加强输卵管节律性收缩,调整卵子的输送;使阴道上皮细胞增生和角化,阴唇发育丰满;在雌激素的作用下,乳房的乳腺管增生,乳头、乳晕早熟;促进第二性征的发育;雌激素对卵巢中卵泡的发育是必需的,从始基细胞发育成成熟卵泡起一定作用;通过反馈作用调整垂体和丘脑下部的激素分泌,其中还作用于丘脑下部的血管运动中枢,如绝经时,由于雌激素减少,血管运动中枢不稳定,妇女常出现面色潮红、夜汗等;在新陈代谢方面,促进钠与水的潴留,促进骨骼中钙的沉积,青春期可使骨骺闭合,绝经期由于雌激素的缺乏而发生骨质疏松;在脂肪代谢方面,胆固醇、脂蛋白下降,有利于防止冠状动脉粥样硬化。

孕激素是在一定的雌激素水平基础上发挥作用的。

它使子宫肌肉松弛，活力降低，对外界刺激的反应能力低落，降低妊娠子宫对缩宫素的敏感性，有利于孕卵在子宫腔内生长发育；使增生期子宫内膜转化为分泌期内膜，为受精卵着床作准备；对宫颈的作用表现为使宫颈口闭合，宫颈黏液减少变稠，精子难以穿过；抑制输卵管的节律性收缩；使阴道上皮细胞脱落加快；协同雌激素促进乳腺腺泡的发育；孕激素通过中枢神经系统有升温作用，正常妇女排卵期后基础体温可升高 0.4~0.7℃，这种基础体温的变化被视为重要的排卵指标；在代谢方面，与雌激素有拮抗作用，促进水钠排泄。另外，孕激素能使血管和消化道的肌张力下降。因此，妊娠期妇女易发生静脉曲张、痔疮、便秘、输卵管积液等。

女性卵巢和肾上腺皮质都能合成和分泌少量雄激素，对青春期生长发育起一定的影响作用，可以促进阴毛和腋毛生长。

为什么说月经是女性发育的信号

月经，是指有规律的、周期性子宫出血。

少女的第一次月经，称为"初潮"或"初经"。它犹如青春的"报春花"，意味着少女主要性器官——卵巢进一步发育，以及卵泡的成熟、排卵和性激素增多的开始。

每个健康的少女到了一定年龄，都会有规律地来月经，那么月经究竟是如何发生的呢？这得从子宫内膜的周期性脱落和修复说起。

子宫内膜分为两层。表面的一层叫功能层,它随月经周期变化,每月脱落一次,混在经血里,随经血一起排出。子宫内膜下面的那层叫做基底层,它是子宫再生基地,不随月经脱落。子宫内膜的周期性变化,受卵巢的内分泌激素支配。

卵巢中的原始卵泡开始发育、长大后,不断地分泌雌激素,促使子宫内膜生长、增厚,小动脉增粗,腺体增多。

当卵泡发育成熟,便排出卵子,形成"黄体",并分泌孕激素,促使子宫内膜更加增厚,腺体增大,使子宫内膜变得又松又软,就像一层海绵垫,为受精卵的着床发育提供了理想的场所。

如果排出的卵子没有受精,过24小时左右就凋亡了。卵子一凋亡,卵巢中的"黄体"约过10天就会退化、萎缩,这时雌激素和孕激素分泌量突然大大减少。由于增厚的子宫内膜得不到激素的有效支持,不但不能增长,反而日渐萎缩、变薄、坏死、脱落,血管断裂、出血,脱落的子宫内膜和血液就从阴道流出来,这就是月经。

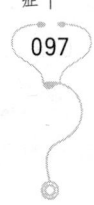

月经持续3～5天后,新的卵泡开始生长发育,子宫内膜又重新增厚,新的月经周期又开始了。由于排卵周期一般为一个月,所以阴道出血的周期也为一个月,就是所谓月经。

正常女子从月经初潮开始,约持续30～35年。到了45～50岁,随着卵巢功能的衰老退化,月经就逐渐停止了。

倘若排出的卵子与健康的精子相遇结合,受精卵就会产生一种激素作用于卵巢,使卵巢的"黄体"不退化,继续分泌大量雌激素和孕激素,让受精卵种植在松软的子宫内膜床上,开始新生命的孕育过程,而月经就会停止一段时间。

月经与排卵有怎样的关系

月经与排卵的关系十分密切,简单地说,排卵决定月经,如果没有排卵,就不会有月经。更确切地说,没有排卵就没有排卵性月经,不能生育。因此,判断月经是否正常,应首先判断有无排卵,有排卵的月经才是正常的。

在青春期,由于垂体分泌促性腺激素,卵巢内的原始卵泡开始发育,合成雌激素,卵细胞周围的空间充满液体,内含大量雌激素。增长的卵泡逐渐向卵巢表面移动,卵泡壁愈变愈薄,最后破裂,成熟的卵子随卵泡液流入腹腔,这一过程称为排卵。

排卵后,卵泡壁萎缩,其中颗粒细胞增大,形成黄体。黄体可分泌雌激素和孕激素。排卵后12~14天,黄体开始萎缩,不再合成孕激素及雌激素。随着卵巢的周期性变化,子宫内膜亦呈周期性变化,雌激素刺激子宫内膜增厚,细胞增大,血管更迂曲,称为增生期改变。排卵后,孕激素和雌激素协同作用,使子宫内膜水肿,腺体产生大量液体,称为分泌期改变。当雌激素和孕激素水平下降后,子宫内膜血管收缩,内膜缺血、坏死、脱落、出血,形成月经。

由此可见,没有排卵就不会有周期性有规律性的月经。

然而，不排卵的女孩也会来月经，医学上称为"不排卵月经"。这种"月经"与正常的月经不一样，属于"功能性子宫出血"的范畴。这种"月经"的特点是时间不规律，血量多少不定（有时很多，有时很少），像正常月经般定期出血、定期停止出血的情况很少。

不排卵月经的出血原因，与正常月经不一样。这种"月经"不是由于雌激素和孕激素同时减少，子宫内膜全部脱落而出血，而是只受雌激素的作用，当雌激素水平波动时，子宫内膜部分脱落而出血。因此，出血时间长短不定，出血量或多或少，多时可短期内引起贫血。

功能失调性子宫出血

功能失调性子宫出血是种什么病

正常月经是由下丘脑-腺垂体-卵巢轴生理调节控制下，子宫内膜发生的周期性脱落出血。在月经周期中，卵巢内有卵泡发育、成熟排卵和黄体形成，分泌雌激素和孕激素；子宫内膜则在雌激素和孕激素的作用下，发生从增生到分泌变化，最后因黄体萎缩，雌激素、孕激素撤退而皱缩、坏死与脱落、出血。故而，正常月经的周期、持续时间和出血量呈现明显的规律性和自限性。

功能性子宫出血（简称功血），是由于调节生殖功能的神经内分泌机制失常,并非生殖系统器质性病变或其他全身性疾病引起的子宫异常出血。属于生殖内分泌疾病,是最常见的月经失调。按发病机制,功血可分为无排卵性和排卵性两类。由卵巢,排卵发生障碍引起的,称为无排卵性功血;由黄体功能异常所致者,属于排卵性功血。以无排卵性功血多见,占70%~80%。

怎么会发生无排卵性功血的

月经周期的调节是个非常复杂的过程。子宫内膜之所以有周期性变化,是受卵巢激素的影响。卵巢功能(排卵及分泌性激素)受腺垂体控制,而腺垂体的活动受下丘脑的调节,下丘脑又接受最高司令部——大脑皮质的支配。然而,卵巢所产生的性激素反过来又可影响下丘脑与腺垂体的功能(即反馈作用)。通常将三者合称为:下丘脑—腺垂体—卵巢轴。

具体说来,腺垂体在下丘脑所产生的卵泡刺激素释放激素和黄体生成激素释放激素控制下,分泌卵泡刺激素和黄体生成激素。两者直接控制卵巢的周期性变化。卵泡刺激素在整个月经周期中都有产生,但在排卵前1~2日水平最高,形成高峰,在少量黄体生成激素的协同作用下,刺激成熟的卵泡排卵,促使排卵后的卵泡变成黄体,并产生孕激素与雌激素。大量雌激素抑制下丘脑分泌卵泡刺激素释放激素(负反馈);同时又兴奋下丘脑分泌黄体生成激素释放激素(正反馈),促使黄体进一步发育。黄体发育成熟分泌大量孕激素,转而抑制下丘脑继续分泌黄体生成激素释放激素(负反馈)。

下丘脑—腺垂体激素或卵巢激素在释出或平衡方面的暂时性失常是无排卵性功血的病因。凡精神过度紧张、恐惧、忧伤,运动过度,环境和气候骤变、甲状腺或肾上腺功能异常、全身性疾病等机体内外因素,均可通过大脑皮质和中枢神经系统影响下丘脑—腺垂体—卵巢轴的相互调节;营养不良、贫血及代谢紊乱也可影响激素的合成、转运和对靶器官(作用对象)的效应而导致卵巢不排卵,出现月经异常。

哪些女性好发无排卵性功血

无排卵性功血好发于青春期少女和围绝经期妇女。不过,两者的发病机制不同。青春期间,下丘脑和腺垂体的调节功能尚未成熟,它们与卵巢之间尚未建立稳定的正负反馈机制。腺垂体的卵泡刺激素分泌量持续处于低水平,卵巢内虽有成批的原始卵泡生长,却在不同发育阶段先后发生退行性变而闭锁。因此,月经初潮后的数年中,易发生无排卵性功血。

跨入围绝经期的妇女,则由于卵巢功能逐渐衰退,卵泡逐渐耗尽,尤其是剩余卵泡对腺垂体两种促性腺激素的反应性降低,卵泡发育但不能成熟排卵,以致发生无排卵性功血。

至于育龄妇女有时因应激等因素影响,也会发生无排卵性功血。

无排卵性功血的主要症状是什么

无论患者年轻还是年长,一旦罹患无排卵性功血,主要症状都是子宫不规则出血。特点是月经周期紊乱——出血间隔时间数日至数月不等;经量不定——出血量可少得点滴淋漓;多至血流如注且不断排出大凝血块,甚至休克;经期长短不一——持续时间1~2日至数月不等。少数患者可表现为类似正常月经的周期性子宫出血,然而周期较短,一般不超过3周,经期长短不一,出血量或多或少。出血期无下腹疼痛或其他不适。出血量多或持续时间长,久病不治者,常伴贫血。贫血症状的轻重主要取决于贫血的程度和产生贫血的速度。产生贫血的速度越快,症状越严重;而缓慢出现的贫血,由于机体的适应和代偿,症状相对要轻得多。轻者,面色苍白、头晕耳鸣、记忆力减退、四肢软弱无力、食欲不振、腹胀;重者,活动后气急、心悸、心跳加快、心脏搏动增强等。

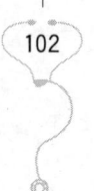

子宫怎么会不规则出血的

正常月经的周期、持续时间和出血量表现明显的规律性和自限性,因为它的发生是基于排卵后黄体生命期的结束,雌激素和孕激素的撤退,使子宫内膜皱缩坏死而脱落、出血。无排卵性功血时的子宫不规则出血则大不相同,完全取决于血雌激素水平及其下降速度、雌激素对子宫内膜作用的持续时间及子宫内膜的厚度。

无排卵性功血患者的异常子宫出血,由单一雌激素刺激而无孕激素对抗所引起,有两种类型:

(1)雌激素撤退出血:在单一雌激素持续刺激下,子宫内膜持续增生再增生,若有一批卵泡自然闭锁、退化而不再分泌雌激素,血雌激素水平突然下降,不足以支持子宫内膜增生时,子宫内膜即剥脱出血。

(2)雌激素突破出血:过度生长的子宫内膜需要不断提高水平的雌激素支持,即使血雌激素水平并未下降,仍会因为雌激素的相对不足而发生子宫内膜剥脱出血。至于出血的情况则取决于血雌激素浓度或水平的高低。持续低水平雌激素常致间断性少量出血,子宫内膜修复慢使出血时间延长;高水平雌激素且维持在有效浓度,则引起长时间闭经。

无排卵性功血时,子宫异常出血除与雌激素水平变化有关外,尚存在下列因素:① 由于无孕激素拮抗和参与,子宫内膜不受限制地增生,但无致密坚固的间质支持,故组织脆弱,易自发溃破突然出血;② 内膜中血管的结构与功能异常,收缩不力;③ 发育不同步的内膜不能同步脱落,以致一处修复,另一处又溃破出血;④ 子宫内膜间质缺乏抑制纤维蛋白裂解和启动血凝活动的物质;⑤ 增生期子宫内膜富含血管舒张因子地诺前列酮(前列腺素 E_2)、有促进血管舒张和抑制血小板凝集作用的前列环素(PGI_2)。因此,造成流血量多、流血时间长且不易自止。

凭哪些可初步诊断为无排卵性功血

首先要肯定血液是否来自子宫。这个问题容易解决，出血期间，在消毒外阴、阴道后，用窥器观察一下就明白。但是，青春期女孩不能随便使用窥器。即使怀疑出血来自生殖道其他部位（宫颈、阴道），亦须征得家长同意，并且在麻醉下进行。

肯定为异常子宫出血后，诊断的关键在于先排除全身性疾病或生殖系统器质性病变，以及医源性子宫出血。那么，需要排除哪些疾病与原因呢？

（1）全身性疾病：主要有血液病（最常见的有血小板减少性紫癜，其他如再生障碍性贫血、白血病等），内分泌病（如甲状腺功能亢进或低下、肾上腺皮质功能异常及糖尿病等），肝病（影响雌激素代谢或凝血因子的合成等）、红斑狼疮（损伤血管功能或血液抗凝抗体作用）等。

（2）生殖系统疾病：如妊娠并发症（流产、异位妊娠、葡萄胎、胎盘息肉等）、感染（急性或慢性子宫内膜炎、肌炎）、肿瘤（卵巢肿瘤，尤其是分泌雌激素者、子宫肌瘤主要是黏膜下肌瘤、子宫内膜癌、子宫绒毛膜癌）、子宫内膜息肉等。

（3）医源性出血：如放置节育器尤其是带铜节育器；服用避孕药或性激素类药物不当；宫颈物理治疗后；服抗凝药后等。

通过病史询问、全身及妇科检查、各项有关实验室检查及辅助检查(如B型超声检查、宫腔镜检查)排除上列可能引起异常子宫出血的原因后,无排卵性功血的诊断可基本肯定。

哪些特殊检查有助于诊断无排卵性功血

异常子宫出血有下列几种类型:

(1)月经过多:周期规则,但经量过多或经期延长。

(2)月经频发:周期规则,但短于21日。

(3)子宫不规则出血:子宫出血的间隔时间长短不一。

(4)月经频多:周期不规则,出血量过多。

上列类型的异常子宫出血,都有可能是无排卵性功血的临床表现。为确诊是否是无排卵性功血必须进行卵巢功能检查。方法有:

(1)基础体温测定。

(2)阴道脱落细胞及宫颈黏液检查。

(3)月经期前子宫内膜活组织检查。

(4)生殖激素测定等。根据患者年龄、婚姻状况、就诊时子宫出血与否等具体情况选择。

一般说来,青春期或未婚患者采用基础体温测定、激素测定,以了解卵巢有无排卵;已婚妇女可行阴道脱落细胞及宫颈黏液检查;围绝经期患者多行子宫内膜活组织检查,亦即诊断性刮宫。

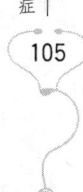

什么叫基础体温？如何测量

基础体温，又称静息体温，是指人体在仅仅维持基本生命活动的情况下，即在清醒而又极端安静的状态下（排除肌肉活动、食物消化和精神因素等对新陈代谢的影响）产生的体温。

测量步骤：

（1）临睡前将体温表水银柱甩至36℃以下，放在伸手即能取到的地方。

（2）睡足6～8小时、次日清晨醒来后，不起床，不说话，不进行任何活动，立即将体温表放于舌下，测口腔温度5分钟。

（3）记录测得的体温（图4）。

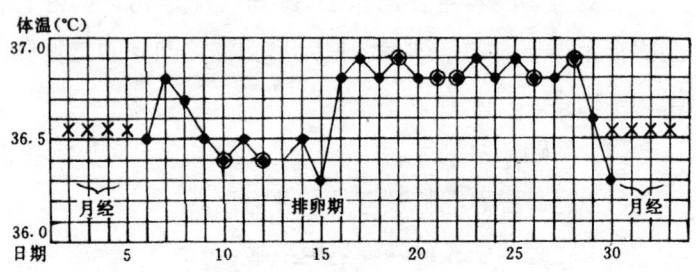

图4 基础体温曲线图

经期停测。如有性生活、感冒、失眠或用药等可能影响基础体温的特殊情况，应随时记录于曲线图内以供医师参考。一般需连续测量基础体温3个月经周期或3个月，才可判断卵巢功能状况。

能否从基础体温辨识无排卵性功血

卵巢内有卵泡成熟,排卵后即形成黄体,黄体继续分泌雌激素,主要产生孕酮。孕酮即孕激素,可作用于下丘脑体温调节中枢,使基础体温上升 0.3~0.5℃,一直持续至月经来潮前 1~2 日或月经第 1 日(亦即黄体萎缩之时)下降至原来水平。因此,卵巢排卵功能正常的妇女,其基础体温呈特征性变化。即在月经周期的前半期(卵泡期)基础体温处于较低水平(36.6℃以下),排卵后则突然,或逐渐或梯形上升;而后半期(黄体期)稳定于较高水平 12~14 日,基础体温曲线呈双相型。

若卵巢内无卵泡成熟,当然不排卵也无黄体形成。既无孕酮的致热作用,则基础体温无上升改变而呈单相型(图5)。所以,能从基础体温曲线辨识无排卵性功血。

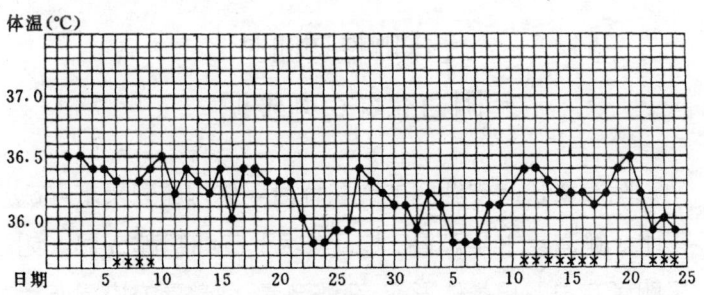

图5 基础体温单相型(无排卵性功血)

检查阴道脱落细胞为何能了解卵巢功能

卵巢的周期性变化使生殖器官其他部位也发生相应变化。在月经周期中,阴道上皮细胞随卵巢雌激素、孕激素的消长,发生周期性演变。排卵前,在雌激素的影响下,阴道上皮的底层细胞增生,逐渐演变为中层与表层细胞,整个上皮的厚度增加;表层细胞出现角化,角化程度在排卵期雌激素水平升高时最明显;排卵后,在孕激素的作用下,阴道上皮细胞主要是中层细胞或角化前细胞大量脱落、堆集,伴皱褶和卷边。因此,定期连续观察阴道脱落细胞可间接了解卵巢功能。

阴道排液标本可通过阴道后穹隆吸取法、长棒棉签卷取法或阴道侧壁刮片法采集,将取得的标本薄而均匀地涂于玻片上,立即置于固定液内,染色后在显微镜下检查即可。

无排卵性功血时阴道涂片有何表现

阴道鳞状上皮细胞的成熟程度与体内雌激素水平成正比。雌激素水平越高,阴道鳞状上皮细胞越成熟。如果卵巢有排卵和黄体形成,在雌激素、孕激素的协同作用下,阴道鳞状上皮细胞脱落增快,由分散变为堆集,细胞边缘卷褶,胞质皱褶。

衡量雌激素水平常用的指标为成熟指数。在低倍镜下选择细胞分布比较均匀的视野,计数 300 个鳞状上皮细胞,求得底层/中层/表层细胞的百分率。底层细胞百分率高时,称为"左移",表示脱落细胞中不成熟者居多,雌激素水平低落;表层细胞百分率高时,称为"右移",表示脱落细胞成熟,雌激素水平增高。

衡量卵巢功能低落的标准,以底层细胞为依据。底层细胞占 20% 以下者,为轻度低落;占 20%～40% 者,为中度低落;占 40% 以上者,为高度低落。

衡量雌激素影响的标准,以角化细胞指数为依据。角化细胞占 20% 以下,为轻度雌激素影响,约在早期卵泡期的雌激素水平;占 20%～60% 时,接近低值者相当于卵泡中期的雌激素水平,接近高值者达卵泡晚期或近排卵期雌激素水平;占 60% 以上者,雌激素水平超过正常排卵期。

无排卵性功血时,如在子宫出血前作阴道涂片,成熟指数明显右移,表现为中、高度雌激素影响;细胞排列分散、无堆集和皱褶。若涂片显示雌激素水平下降,即出现子宫出血。不过,也有阴道涂片较长期表现低至中度雌激素影响者。

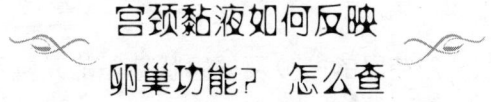

宫颈黏液如何反映卵巢功能?怎么查

宫颈黏液是宫颈内膜腺体的分泌物。卵巢功能正常的育龄妇女,其宫颈黏液的量与性状有周期性变化。排卵期在体内高水平雌激素的作用下,宫颈黏液的分泌量增多,含水量增加,质稀薄而透明,延展性增高,黏液丝可拉长达 10 cm 以上,涂片见典型的羊齿状结晶;排卵后在孕激素作用下,宫颈黏液分泌量减少,变黏稠,混浊如胶冻,延展性降低,黏液拉力降低,仅能拉至 1～2 cm,涂片中结晶逐渐减少。一般至月经周期第 22 日结晶消失,出现排列成行的椭圆体。既然宫颈黏液的量、成分、黏稠度和结晶形态等方面随着雌激素、孕激素分泌的波动而变化,宫颈黏液当然能反映卵巢功能。

检查方法很简单。用窥器暴露宫颈,观察宫颈口的黏液性状。然后擦净宫颈表面及阴道后穹窿部,用干燥长弯钳伸入子宫颈管 0.5 cm 处夹取黏液。先分开长弯钳,观察黏液的拉丝长度,再将黏液顺同一方向铺在玻片上。待干燥后,置低倍显微镜下观察结晶类型。

涂片中所见羊齿状结晶系宫颈黏液中的蛋白质与适量氯化钠相结合的产物。血、精液和炎症均影响结晶的形成,故检查前必须避免性交和控制宫颈管炎症,检查时不能损伤宫颈。

无排卵性功血时宫颈黏液有何特征

宫颈黏液结晶的多少及羊齿状结晶的完整与否,可提示体内雌激素水平。孕激素则抑制羊齿状结晶形成,出现排列成行的椭圆体。常将宫颈黏液分成 4 型:

Ⅰ型,典型羊齿状结晶,主梗直而粗硬,分支密而长。

Ⅱ型,类似Ⅰ型,但主梗弯曲较软,分支较少而短,似树枝着雪后的形态。

Ⅲ型,不典型结晶,树枝形象较模糊,分支少而稀疏,呈离散状态。

Ⅳ型,主要为椭圆体或梭形物体,顺同一方向排列成行,比白细胞长2~3倍,但稍窄,透光度大。

正常月经周期中,宫颈黏液羊齿状结晶的出现与消失有一定的规律性。一般在月经周期第7日左右出现Ⅲ型结晶;随体内雌激素水平的逐渐升高,转变为Ⅱ型;至排卵期见典型的Ⅰ型结晶;排卵后又转为Ⅱ型,以至Ⅲ型;约在月经周期的第22日转为椭圆体。

功血患者应在无流血时定期检查宫颈黏液。若于流血前或流血当日见到涂片中有羊齿状结晶,提示无排卵。结晶越典型,体内雌激素水平越高。如在作涂片时,先观察宫颈黏液的拉丝长度,两者结合,则结论更为可靠。

为了解卵巢功能该测定哪几种激素

虽然与月经有关的激素主要有下丘脑促性腺激素释放激素、腺垂体促性腺激素(卵泡刺激素和黄体生成激素)和卵巢性激素(雌激素和孕激素),为了解卵巢功能,判断有无排卵,只需进行雌激素与孕激素测定。

(1)雌激素测定:雌激素主要由卵巢产生,少量来自肾上腺。雌激素在肝内灭活和代谢,经肾由尿排出。雌激素包括雌二醇、雌酮和雌三醇。各种雌激素均可从血、尿中测得。检查卵巢功能的指标是雌二醇。无排卵性功血时，血雌二醇升高。

（2）孕激素测定：孕激素主要由卵巢黄体产生，少量来自肾上腺。血浆中的孕酮通过肝代谢，最后形成孕二醇，其80％由大小便中排出。通过测定血中孕酮及尿中孕二醇含量以了解体内孕酮水平，可判断卵巢功能。无排卵性月经或无排卵性功血时，血中孕酮及尿中孕二醇极低。

诊断性刮宫有什么作用

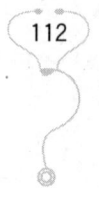

所谓刮宫，是用特制器械——刮匙，刮取子宫内膜及子宫腔内其他组织物的手术操作。根据手术目的，可分为：

（1）治疗性刮宫，目的在于清理宫腔。适应用于难免流产、不全流产、中期妊娠引产有胎盘组织残留时等，或手术终止避孕失败所致的早期意外妊娠。

（2）诊断性刮宫，目的在于诊断疾病。适用于子宫异常出血，需证实或排除子宫内膜息肉、子宫内膜癌、子宫颈管癌；疑有子宫内膜结核；月经失调，需了解子宫内膜变化及其对性激素的反应等。其实，诊断性刮宫往往兼有治疗作用，而治疗性刮宫也有诊断意义。

对于疑为功血患者来说，诊断性刮宫可起什么作用呢？首先，排除其他宫腔疾病；第二，从子宫内膜变化了解卵巢有无排卵，以判断功血类型；第三，刮除不良子宫内膜以治止血。

至于手术时间,若为确定卵巢有无排卵或黄体功能状况,应在经前期或月经来潮 6 小时内刮宫,否则出血时间太长,残留的子宫内膜质变量少,病理检验可能不正确;如怀疑黄体功能障碍,则应在月经来潮第 5 日刮宫;子宫不规则流血者,可随时进行。

无排卵性功血时子宫内膜有何特征

若在子宫出血前或出血 6 小时内取得子宫内膜组织作病理检验,显微镜下子宫内膜无分泌反应表现(孕激素影响),乃无排卵性功血的特征之一;子宫内膜呈现不同程度的增生性变化,系无排卵性功血的特征之二。任何年龄患者的子宫内膜都有这两个特征。

同病却有不同程度的子宫内膜增生性变化,原因何在?因为患者血内雌激素浓度的高低和作用时间的长短不同,子宫内膜对雌激素反应的敏感程度也不同。病理检验报告单上写的诊断可能是:

(1) 子宫内膜单纯型增生:镜下特点是腺体数目增多,腺腔囊性扩大,大小不一,形态像瑞士干酪(或者说像蜂窝那样有一个个空穴)。腺上皮细胞为高柱状,一般单层或增生形成假复层。间质也有增生,将腺体分开。

(2) 子宫内膜复杂型增生:指子宫内膜腺体高度增生,腺体数目明显增多、拥挤,形成背靠背现象,腺体与腺体之间的间质明显减少。腺上皮呈复层或假复层排列,或呈乳突状突入腺腔,或向间质出芽状生长。

(3)增生期子宫内膜:镜下所见与正常月经周期中的增生期内膜没什么区别。

(4)萎缩型子宫内膜:镜下见子宫内膜萎缩菲薄,腺体少而小,腺管狭而直,腺上皮为单层立方形或低柱状细胞,间质少而致密,胶原纤维相对增多。拿到上述第三、第四种报告,问题不大。若是前两种病理诊断,必须抓紧治疗。如果病理检验报告上写的是"子宫内膜不典型增生",那是指腺体增生并具有细胞不典型,约1/3可发展为子宫内膜腺癌,不属于功血范畴。

怎样治疗无排卵性功血

无排卵性功血患者往往体质较差伴有贫血,应加强营养,改善全身状况,可补充铁剂、维生素C和蛋白质。若贫血严重,需输血。出血期间避免过度疲劳和剧烈运动,保证充分休息。流血时间长者应用抗生素预防感染。

内分泌治疗对无排卵性功血极其有效,但不同年龄的患者应采取不同的方法。总的原则是:

(1)出血阶段必须迅速有效地止血,选择最适宜的方法,如诊断性刮宫、孕激素内膜脱落法、雌激素内膜生长法、合成孕激素内膜萎缩法等。同时纠正贫血。

(2)血止住后,调整月经周期。

(3)月经周期调整后,对于青春期少女,尚需促使卵巢恢复功能和排卵;至于围绝经期妇女,则以减少经量为主。

此外,在治疗过程中尚需探索最低有效剂量,以免发生性激素(包括雌激素、孕激素和雄激素)应用不当问题。

刮宫后子宫出血还不止怎么办

对于病程较长的已婚育龄期或围绝经期患者,诊断性刮宫是常规使用的诊断与止血方法。至于近期已刮宫排除子宫内膜恶变者,则可不必重复进行。如果增厚的不良内膜已被彻底刮除,子宫出血应在术后1周内逐渐停止。然而,有些患者术后仍会继续出血。

刮宫后子宫继续出血的原因可能是:

(1)未全面搔刮子宫腔,以致尚有少许不良内膜残留,影响创面修复。

(2)出血时间较长,存在炎症,需进行抗炎治疗,创面才能修复。

(3)体内雌激素水平低或子宫内膜对雌激素不敏感,以致子宫内膜基底层的增生缓慢,创面的修复过程延长。

怎么办?无论是哪种原因造成的刮宫后子宫出血不止,处理原则相同。在应用抗生素控制感染的同时,给予小剂量雌激素制剂刺激子宫内膜基底层增生,从而使残留的不良内膜自行坏死脱落并逐渐修复创面止血。血止3周后,加用孕激素制剂5~7日,停药等待撤药性出血。

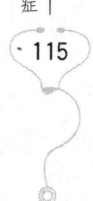

小姑娘大出血怎么办

月经初潮以后,若因内外因素的干扰,使管理月经的最高司令部——下丘脑的周期中枢迟迟不能发育成熟或下丘脑—腺垂体—卵巢轴的功能迟迟不稳定,便会发生无排卵性功血。卵巢中只有卵泡成批发育并分泌雌激素,却无一卵泡成熟排卵、形成黄体而产生孕激素。子宫内膜随体内雌激素水平的升高与降低而增生或脱落出血,表现为子宫不规则出血,出血量多,出血时间长。

一旦小姑娘发生大出血怎么办?以药物止血为主,可用"雌激素内膜生长法",即用大剂量雌激素使增生的子宫内膜在原有厚度基础上,修复创面而止血。不同患者止血的有效雌激素剂量与其内源性雌激素水平的高低呈正相关,意思说体内雌激素水平高,止血的有效雌激素剂量也高;体内雌激素水平低,则止血的有效雌激素剂量也低。原则上,应以最小的有效剂量达到止血目的。

可选用妊马雌酮 2.5 mg 口服,每 8 小时 1 次,血止后,每 3 日递减 1/3 量直至维持量 1.25 mg/d,从血止日期算起,于第 20 日停药;或予以苯甲酸雌二醇 2 mg 肌注,每 6～8 小时 1 次,待血止 2～3 日后,逐步减量,直至每日 1 mg 肌注,从血止日期算起,于第 20 日停药。在应用雌激素的最后 7～10 日加用孕激素,使子宫内膜转化,予以甲羟孕酮 8～10 mg 口服,每日 1 次。雌激素、孕激素同时撤退,有利于子宫内膜同步脱落。一般在停药后 3～7 日发生撤药性出血。

为防撤药性出血过多,可在出血的第 1、第 3 日,予以丙酸睾酮 25 mg 肌注。内膜生长法的用意在于争取时间纠正重度贫血。

哪些患者适用孕激素内膜脱落法

无排卵性功血由单一雌激素刺激子宫内膜造成。孕激素内膜脱落法是补充孕激素使增生的或增生过长的子宫内膜转化为分泌期内膜,从而能在停药后较彻底地脱落,并在内源性雌激素的作用下,内膜创面可修复而血止。

常用黄体酮每日 20 mg 肌注,连续 3~5 日;或用甲羟孕酮每日 8~10 mg 口服,连续 7~10 日。停药 2~3 日后子宫内膜开始脱落,出现撤药性出血。

倘若增生的子宫内膜较厚,撤药性出血量常较多且出血时间较长。因此,只有血红蛋白浓度在 90 g/L 以上、子宫出血量少而持续不断的无排卵功血患者,才适用孕激素内膜脱落法。为减少撤药性出血量,可在应用孕激素的同时,肌注丙酸睾酮 25 mg,隔日 1 次,共 2 次。

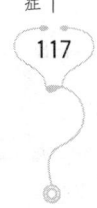

哪些患者适用合成孕激素内膜萎缩法

较长时间应用较大剂量的合成孕激素,使处于增生期或增生过长状态的子宫内膜,从分泌期进一步发生蜕膜样变、间质水肿,最终萎缩的治疗无排卵性功血方法,称为合成孕激素内膜萎缩法。

常用炔诺酮(妇康片)2.5～5.0 mg、甲地孕酮(妇宁片)4～8 mg 或甲羟孕酮 8～10 mg,每 6 小时口服 1 次。用药 3～4 次后出血量即明显减少。血止 3 日后,改为每 8 小时 1 次,再逐渐减量,每 3 日递减 1/3 量直至维持量,即炔诺酮每日 2.5～5.0 mg、甲地孕酮 4 mg 或甲羟孕酮 4～6 mg,持续服至血止 3 周后停药,等待撤药性出血。

由于该法用药时间长,可为纠正贫血争取时间,且撤药性出血量少,故本法适用于子宫出血量多、血红蛋白低而呈明显贫血貌的育龄期或近绝经期无排卵性功血患者。

功血血止后的下一步措施是什么

功血血止后的下一步措施,亦即治疗无排卵性功血三步曲的第二步,是调整周期或者称控制月经周期。

使用性激素人为地形成周期并控制子宫流血量是治疗中的一项过渡措施,有两个目的:其一,暂时抑制患者的下丘脑—腺垂体—卵巢轴分泌活动,给予充分时间自行调整,使其能在停药后恢复正常的月经周期调节;其二,直接作用于子宫内膜使其发生周期性变化,并按预期时间脱落而出血量不致于太多。

在控制月经周期的各种方法中,符合上述两大目的者,唯独雌激素-孕激素序贯法,即人工周期,模拟自然月经周期中卵巢的内分泌变化,序贯应用雌激素、孕激素,使子宫内膜发生相应变化,引起周期性脱落。在止血那个周期结束,发生撤药性出血第5日起,常给予妊马雌酮1.25 mg(生理替代全量)每晚1次,连服20日,最后10日加服甲羟孕酮10 mg,每晚1次,两药同时服完。停药后3~7日出血。于出血第5日重复用药,一般至少连续用药3个周期。此法适用于青春期功血患者、未婚或者生育要求的成年患者,为最后一步治疗——诱发排卵作准备。

若患者体内有一定雌激素水平,妊马雌酮剂量可减半或给予1/4量。

还有什么方法可控制月经周期

除了人工周期以外,还有其他方法可控制月经周期,但只能达到使子宫内膜发生周期性变化,并按预期时间脱落而出血量不致于太多的目的。

(1)雌激素、孕激素合并应用法:用雌激素使子宫内膜再生修复,用孕激素以限制雌激素引起的子宫内膜增生程度,使撤药性出血逐步减少。自止血后的撤药性出血第5日起,予以口服复方避孕药,每晚1片,连服3周,1周为撤药性出血间隔,连续3个周期为1个疗程。如停药后未能建立正常月经周期,可重复服用。该疗法适用于有避孕要求的育龄期功血而内源性雌激素水平较高的患者、围绝经期患者。

(2)后半周期疗法:于月经周期后半期(撤药出血的

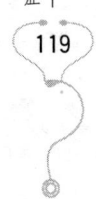

第16～25日)口服甲羟孕酮10 mg/日,连用10日为1个周期,3个周期为1个疗程。适用于青春期或围绝经期功血患者。

如何诱发卵巢排卵

青春期和育龄期无排卵性功血患者经人工周期治疗后,如不能自发排卵,需用药物促进卵巢排卵。促排卵乃治疗无排卵性功血三步曲的最后一步。

(1) 氯米芬:该药通过竞争性结合下丘脑细胞内的雌激素受体以阻断内源性雌激素对下丘脑的负反馈(抑制)作用,诱导下丘脑分泌更多的促性腺激素释放激素,进而使腺垂体释放卵泡刺激素与黄体生成激素诱发卵巢排卵。适用于体内有一定水平雌激素的患者。第一疗程从小剂量开始,于月经周期的第5日起,每晚服50 mg,连续5晚。若该月经周期基础体温为单相,提示促排卵失败,可重复用药。连用3个月无效,可逐步增加剂量至每日100～150 mg,但不宜长期应用,以免发生卵巢过度刺激综合征。

(2) 人绒毛膜促性腺激素:具有类似腺垂体黄体生成激素的作用而可诱发卵巢排卵。适用于体内有一定水平卵泡刺激素及中等水平雌激素者。应用B超检查监测卵巢内有卵泡发育接近成熟时,每日肌注人绒毛膜促性腺激素3 000～5 000 IU,连用2～3日。

(3) 人绝经期促性腺激素:每支含卵泡刺激素及黄体生成激素各75U。主要通过卵泡刺激素,刺激卵泡发育成熟,产生足量雌激素促使腺垂体分泌足量黄体生成激素(正反馈作用)而诱发排卵。在子宫出血净止后,每日肌注 1～2 支,直至 B 超监测卵泡发育成熟,停用该药,加用人绒毛膜促性腺激素 5 000～10 000U,每日肌注 1 次,连用 2～3 日,以提高排卵率。应用人绝经期促性腺激素亦易并发卵巢过度刺激综合征。

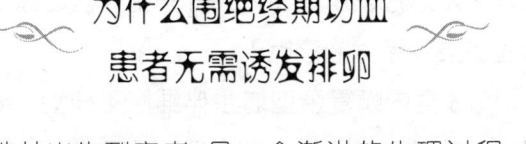

为什么围绝经期功血患者无需诱发排卵

女性从出生到衰老,是一个渐进的生理过程,按年龄大致可划分为几个时期。围绝经期乃从性成熟期逐渐向老年期过渡的时期。可始自 40 岁,历时 1～20 年不等。此时期内,卵巢功能逐渐衰退,卵泡数目明显减少且易发生卵泡发育不全,因而月经不规律,常为无排卵性月经,易发生无排卵性功血。最终由于卵巢内卵泡自然耗竭或剩余的卵泡对腺垂体促性腺激素丧失反应,导致卵巢功能衰竭,月经永久性停止。月经停止来潮 1 年,称绝经。

因此,一旦发生无排卵性功血,对于围绝经期患者所采取的治疗方案是止血、控制月经周期与减少子宫出血量。俗话说"石子里逼不出油",在卵巢内剩余卵泡对腺垂体促性腺激素的反应性已低下的状况下,再应用促排卵药也已无济于事。

再说,围绝经期妇女绝大多数已完成生育任务,无再生育要求,即使膝下无儿无女,客观存在着超龄问题,明摆着生育无望。所以,再致力于诱发排卵,亦是徒劳无功的。

哪些无排卵性功血患者应当手术治疗

原则上,无排卵性功血以内分泌治疗为主。诊断性刮宫虽然是手术操作,诊断之外兼有迅速止血作用,但算不上是手术治疗。所谓手术治疗是指子宫切除术。哪些患者应当接受手术治疗呢?

(1) 子宫内膜复杂型增生伴细胞不典型:单纯子宫内膜复杂型增生,尚可药物治疗以观后效。倘若病理诊断标明伴细胞不典型,那应当切除子宫。所谓细胞不典型是指细胞有异型性变,表现为细胞排列紊乱,细胞核增大、深染、染色质分布不均等改变。这种异型性变属癌前病变,约1/3可发展为子宫内膜腺癌。因此,以手术治疗为妥,尤其是年近绝经患者。

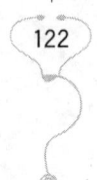

(2) 子宫内膜增生症合并子宫肌瘤:单纯子宫肌瘤,子宫大小在妊娠10周以内,无症状或症状不明显者,可以随访观察。然而,如果合并子宫内膜增生症,应当考虑手术治疗。因为治疗功血需用性激素,而子宫肌瘤是性激素依赖性肿瘤,在外源性性激素的刺激下,肌瘤有可能加速生长。两相矛盾,唯有切除子宫以求彻底解决。

(3) 顽固性功血:应用药物治疗无效,且反复大出血者,也应进行手术。如果患者有子宫切除术的禁忌,可改行电凝、热球或激光子宫内膜去除术。

排卵性功血有哪几种类型

无器质性疾病、卵巢有排卵而月经异常,称为排卵性功血。排卵性功血较无排卵性功血少见,多发生于生育年龄妇女。

既然卵巢有排卵,月经异常的原因在于黄体功能异常。有两种类型:

(1)黄体功能不足:月经周期中有卵泡发育及排卵,但黄体期孕激素分泌不足或过早衰退,导致子宫内膜分泌反应不良。

(2)黄体萎缩不全:月经周期中有排卵,黄体发育良好,但萎缩过程延长,导致子宫内膜不规则脱落。

"黄体功能不足"的原因何在

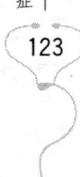

黄体功能取决于黄体发育。黄体发育健全,功能正常;黄体发育不健全,功能就不足。黄体发育健全有赖于足够水平的腺垂体促性腺激素——卵泡刺激素及黄体生成激素,而且卵巢必须对黄体生成激素反应良好并分泌足量的性激素——雌激素与孕激素。因此,黄体功能不足可由神经内分泌调节功能紊乱或卵巢本身问题造成:

(1)神经内分泌调节功能紊乱导致卵泡期卵泡刺激素缺乏,使卵泡发育缓慢,雌激素分泌减少,不能反馈性地刺激腺垂体释放足够量的黄体生成激素。

(2)黄体生成激素不足,致使排卵后黄体发育不全、功能不良,孕激素分泌减少,致使子宫内膜分泌反应不良。

(3)卵巢本身发育不良,卵泡期颗粒细胞黄体生成激素受体缺陷,以致排卵后颗粒细胞黄素化不良,孕激素分泌减少,从而使子宫内膜分泌反应不足。

黄体功能不足时月经周期有何异常

成熟卵泡排卵后,留下的空壳形成黄体。在腺垂体促性腺激素的作用下,黄体进一步发育。约在排卵后7～8日(相当于月经周期第22日左右)黄体发育达最高峰,称成熟黄体。如果卵子未受精(即未受孕),在排卵后9～10日起黄体开始萎缩。一般黄体寿命为12～16日,平均14日。黄体衰退后月经来潮。所以,月经周期一般为28～30日,提前或延后3日左右仍属正常范围。

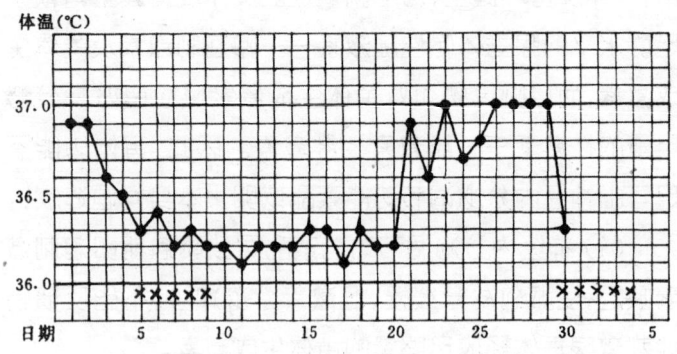

图6 基础体温双相型(黄体期缩短)

倘若黄体发育不健全而功能不足,由于孕激素产量低或过早衰退,月经周期缩短,因此月经频发。有时月经周期虽在正常范围内,但是卵泡期延长,黄体期缩短,从基础体温曲线(图6)分析,即可一目了然。

如何诊断黄体功能不足

诊断黄体功能不足的主要依据是:

(1)婚后不孕或孕后早早期流产(即月经过期没几日就流产)。

(2)月经周期短,在25日以内。

(3)妇科检查无特殊发现,生殖器官正常。

(4)基础体温曲线呈双相型,但排卵后体温上升缓慢(移行期大于3日),上升幅度偏低(高温期与低温期相差小于0.3℃),且升高时间仅维持9~10日即下降。将子宫出血时间与基础体温曲线对照,在基础体温下降前即有少量出血,基础体温下降后出血量增多,并按时停止。

(5)在经前期或月经来潮6小时内刮宫取子宫内膜作病理检验显示子宫内膜呈分泌期变化,但腺体分泌反应不良,间质水肿不明显,或腺体与间质发育不同步。

黄体功能不足有何不良后果

黄体功能不足除了导致月经周期缩短而月经频发之

外,主要影响孕育。

据调查,有10%～40%的不孕症和反复流产是黄体功能不足所致。这些患者的基础体温都呈双相,但不典型。典型双相基础体温的标准为:

(1)高温期与低温期的温差大于0.3℃。

(2)高温相波动幅度小于0.1℃。

(3)从低温相转变至高温相的移行期小于3日。如果其中一项异常,即有黄体功能不足可能。

既然有黄体形成,表明有排卵,怎么会不孕呢?黄体功能低下,可能是"先天不足"之故,与卵泡的发育有关。若是发育不好的小卵泡排卵,排卵后形成的黄体也发育不良而孕酮分泌量少,血清孕酮水平低落导致子宫内膜发育迟缓。子宫内膜发育迟缓和受精卵的发育不同步,不利于受精卵的着床(即植入)。受精卵不能着床,不能从子宫内膜获得营养供给,游荡在子宫腔内怎么行?!终于夭亡,妇女尽管"受孕",表现出来的却是"不孕"。

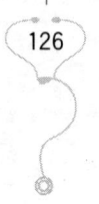

如果不是"先天不足",就是"后天失调"。由于腺垂体促性腺激素的问题导致黄体功能不足,则受精卵植入子宫内膜后,子宫内膜也不能迅速进一步发育成蜕膜,更不能为胚胎提供良好的生存环境。生存环境差,胚胎周围的绒毛膜不能正常发育及产生足量的绒毛膜促性腺激素作用于黄体,使黄体延长"寿命"继续产生雌激素及孕激素以维持妊娠。随黄体的逐渐萎缩,雌激素与孕激素的产量下降,妊娠即以早期流产告终。要是不及早诊治,那就会反复发生自然流产。

怎样能使黄体功能由"不足"变为"足"

诊断明确为黄体功能不足,要变"不足"为"足"的方法主要有:

(1) 促进卵泡发育:应用促排卵药。首选药物是氯米芬,它能竞争性结合下丘脑的雌激素受体,产生抗雌激素作用。通过抑制内源性雌激素对下丘脑的负反馈(抑制),诱导下丘脑释放促性腺激素释放激素而促使腺垂体释放卵泡刺激素和黄体生成激素以达到促进卵泡发育的目的。于月经周期第 5 日开始每日口服氯米芬 50 mg,共 5 日。也可于卵泡期使用小剂量雌激素以协同卵泡刺激素促进优势卵泡发育。于月经周期第 5 日起,每日口服妊马雌酮 0.625 mg 或 17β-雌二醇 1 mg,连续 5～7 日。

(2) 促进月经中期黄体生成激素峰形成:在 B 型超声检查监测到卵泡成熟时,使用绒毛膜促性腺激素 5 000～10 000 U 一次或分 2 次肌注,以加强月经中期黄体生成激素排卵峰,达到阻止黄体过早衰退及提高其分泌孕酮的功能。

(3) 黄体功能刺激疗法:应用人绒毛膜促性腺激素促进及支持黄体功能。于基础体温上升后开始,隔日肌注 1 000～2 000 U,共 5 次,可使血浆孕酮明显上升,黄体期延长。

(4) 黄体功能替代疗法:自排卵后开始,每日肌注黄体酮 10 mg,共 10～14 日,以补充黄体分泌孕酮的不足,从而使月经周期恢复正常。

什么是"黄体萎缩不全"

黄体萎缩不全是另一类黄体功能异常。成熟卵泡排出卵子后,留下的卵泡壁形成黄体。若卵子未受精(即未受孕),黄体的寿命一般为 12～16 日,平均 14 日。黄体衰退萎缩后,子宫内膜因缺乏雌激素、孕激素的支持而脱落出血,月经来潮。若下丘脑—腺垂体—卵巢轴的调节功能紊乱或溶黄体机制异常,在月经周期中,卵巢有排卵,黄体发育良好,但黄体萎缩过程延长、萎缩不全,血雌激素、孕激素不能迅速下降,以致子宫内膜持续受孕激素影响而不能如期完整脱落,即为黄体萎缩不全,又称子宫内膜不规则脱落。

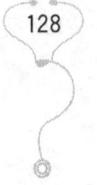

如何确诊黄体萎缩不全

诊断黄体萎缩不全的主要依据为:

(1) 生育年龄妇女。未放置宫内节育器。

(2) 月经间隔时间正常,但经期延长,长达 9～10 日,且出血量多。

(3) 妇科检查时,无宫颈息肉,无明显内生殖器器质性病变。

(4) 基础体温曲线呈双相型(图 7),但下降缓慢。

(5) 在月经期第 5～6 日进行诊断性刮宫。刮出的子宫内膜作切片检查,显微镜下见子宫内膜呈混合型,即有残留的分泌期内膜与出血坏死组织及新增生的内膜混杂共存。正常月经周期第3~4日时,分泌期内膜已全部脱落,只见再生的增生性内膜。

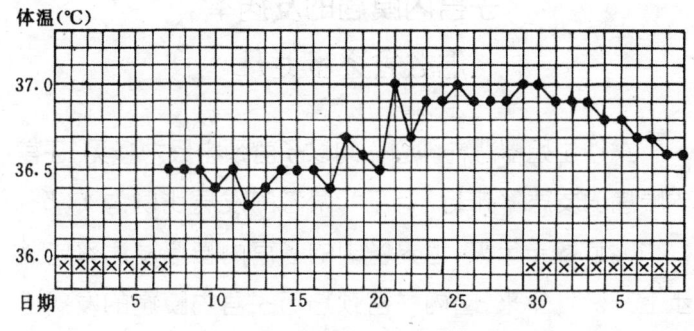

图7 基础体温双相型(黄体萎缩不全)

如何能使黄体按时萎缩

黄体萎缩过程延长,致使经期延长,这类排卵性功血可采用下列方法治疗:

(1) 孕激素:计算时间,自下次月经前10~14日开始,每日口服甲羟孕酮10 mg,连服10日。有生育要求者,每日肌注黄体酮10 mg。孕激素可通过调节下丘脑—腺垂体—卵巢轴的反馈功能,使黄体及时萎缩,子宫内膜按时完整脱落。

(2) 人绒毛膜促性腺激素:于基础体温上升后开始,隔日肌注人绒毛膜促性腺激素1 000~2 000 U,共5次。其作用在于促进黄体功能,使其发育得好,萎缩得快。

子宫内膜癌

子宫内膜癌的发病率怎么会逐步上升

女性生殖器恶性肿瘤一向以子宫颈癌最为多见，子宫内膜癌的发病率排行"老二"，两者的发病比例为1∶5～1∶10。近数十年来，世界各国的子宫内膜癌发病率皆逐步上升。近年来，国内子宫颈癌与子宫内膜癌的发病比例亦已发生惊人变化，变成1∶2或1∶1，甚至2∶1倒挂。是什么原因造成的呢？

原因可能是多方面的。首先，子宫内膜癌好发于围绝经期与绝经后妇女。由于妇女的平均寿命延长，高龄妇女增多，故而好发于年长妇女的子宫内膜癌也有所增多。其次，由于医学知识的普及，妇女越来越懂得如何自我保健，一旦在绝经前后有些异常现象，会自觉及时就诊，从而得以早发现子宫内膜恶变。第三，由于诊断技术的改进，子宫内膜癌不至于漏诊。不过，对子宫内膜癌发病率影响较大的或许还是雌激素药物的广泛使用。为控制因卵巢功能衰退引起的围绝经期综合征、扭转绝经后泌尿生殖道的生理性萎缩改变、阻止老年性血管硬化的发展以及防治骨质疏松及其他骨质改变，国外的围绝经期及绝经后妇女多长期服用雌激素制剂。国内长期应用雌激素药物的中老年妇女虽然不如国外多，但也屡有关于在绝经后因长期使用较大剂量雌激素而发生子宫内膜癌的报道。此外,在因子宫发育不良、卵巢功能不全而长期接受雌激素替代治疗的青年妇女中,也有发生子宫内膜癌者。许多资料提示,接受外源性雌激素的妇女,其子宫内膜癌的发病率增加6~12倍,而且剂量越大,应用时间越长,发病率越高。

至于子宫颈癌发病率的明显下降,毫无疑问,应该归功于医疗卫生条件的改善、防癌普查的推广和子宫颈癌前期病变的及早发现与及时治疗。从国内情况来说,还有个计划生育的因素,孩子生得少,子宫颈裂伤少。

目前,子宫内膜癌的发病数已占女性生殖器恶性肿瘤的20%~30%,其重要性与危害性显而易见。

雌激素是子宫内膜癌的诱因吗

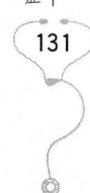

和人体其他肿瘤一样,子宫内膜癌的确切病因仍未阐明。然而,从动物实验、临床观察及长期应用雌激素制剂的后果来看,子宫内膜癌的发病与雌激素的长期持续刺激密切相关,不得不认为雌激素过剩是子宫内膜癌的诱发因素。

先说动物实验研究。有人给小鼠、大鼠或年幼雌兔注射长效雌激素,结果使它们发生了子宫内膜癌。不过,遗憾的是在与人类最相近的猕猴身上反复试验,未能成功。

再讲病床上观察到的情况。子宫内膜癌常见于:

(1)无排卵性疾病,如多囊卵巢综合征,无排卵性功血等患者。她们发生子宫内膜癌的可能性为正常同龄妇女的4倍。

(2) 赘生分泌雌激素的卵巢肿瘤,如颗粒细胞瘤、卵泡膜细胞瘤的患者。肿瘤分泌的雌激素越多,子宫内膜恶变的机会越大。

(3) 绝经延迟的妇女。年逾50岁仍有月经来潮,即使比较规律,大多为无排卵月经。子宫内膜只是随体内雌激素水平的升降而增生或脱落出血。因此,绝经延迟的妇女,其子宫内膜受单一雌激素作用的时间比一般妇女长,她们发生子宫内膜癌的危险性增加4倍。以上3种情况的共同点是子宫内膜在雌激素的长期持续刺激下,又无孕激素拮抗,可发生子宫内膜增生症(单纯型或复杂型),伴有或不伴有不典型增生,也可癌变。

至于为治疗围绝经期综合征、骨质疏松症或泌尿生殖道萎缩性炎症等长期应用雌激素的绝经前后妇女,以及因卵巢功能不全、子宫发育不良等接受雌激素替代治疗的青年妇女,她们发生子宫内膜癌的危险性则要增加6～12倍之多。

综观以上三方面的资料,雌激素过剩诱发子宫内膜癌的证据确凿。不过,目前根据临床资料与流行病学研究结果,认为子宫内膜癌的发生机制可分为两类,即雌激素依赖型和非雌激素依赖型。前者分化较好,预后良,多发生于年轻女性;后者分化差,预后不良,常见于年老、体瘦妇女。

绝经后肥胖妇女为何患子宫内膜癌多

人的体重有个公式可以估算。成人的标准体重

(kg)=[身高数(cm)－100]×0.9。按照这个公式计算，如果体重超过标准20%，称为肥胖。子宫内膜癌确实多发生于绝经后，尤其是肥胖妇女。

女性体内的雌激素主要有雌二醇、雌酮和雌三醇3种。从生理作用来说，以雌二醇最强，依次为雌酮、雌三醇。雌三醇是雌二醇和雌酮的代谢产物，雌二醇和雌酮可相互转化，但雌酮变成雌二醇慢。发育成熟、功能完善的卵巢还能分泌孕酮、雄烯二酮与少量睾酮。以上这些激素，统称为性激素。

绝经是卵巢功能衰退至所分泌的雌激素已不能引起子宫内膜增生、脱落出血的结果。随着绝经年限的增加，理所当然卵巢功能逐渐丧失殆尽。然而哪怕已经绝经10年以上的老年妇女，血中还有一定量的雌二醇与雌酮，而且雌酮的量比雌二醇还多。哪儿来的呢？绝经后的雌激素主要来源于肾上腺皮质所产生的雄烯二酮，少量来自卵巢本身分泌的雄烯二酮与睾酮。肾上腺位于两侧肾脏上端，外形呈三角形，腺体分皮质和髓质两部分，周围部分是皮质，内部是髓质。皮质分泌的激素很多，其中之一是雄烯二酮。绝经后，卵巢内的卵泡萎缩衰退，不再产生雌激素，即反馈刺激腺垂体分泌促性腺激素。在高促性腺激素的影响下，卵泡周围的间质细胞反而增殖，发挥分泌雄烯二酮和睾酮的功能。两者在芳香化酶的作用下，转换成可能是致癌因子的雌酮。转换场所是外围组织——脂肪和肌肉，而以脂肪为主。

年龄和肥胖影响雄激素转换成雌酮的转换率。雌酮转换率随年龄的增加而增加，在绝经前为0.015，绝经后为 0.025，较生育年龄妇女增高 2 倍。肥胖对雌酮转换率的影响更大，肥胖妇女的雌酮转换率比常人高 3 倍。那么，老年肥胖妇女呢？比年轻纤瘦妇女的雌酮转换率要高 15～20 倍。皮下脂肪组织越多，转换能力越强，血浆中雌酮越高。再者，绝经后，雌激素和雄激素的代谢廓清率又比绝经前降低了 10%～20%，因而，雌酮得以在体内蓄积，维持较高又恒定的水平，雄激素得以在外围组织中大大转换，不断变成雌酮。

问题的关键在于雌酮可能是致癌因子，而绝经后的子宫内膜仍然能对它发生正常反应——增生，因此，绝经后的肥胖妇女易得子宫内膜癌。据统计，体重超标准 9～11 kg，子宫内膜癌发病率较同龄正常体重妇女增高 3 倍；超重 11 kg 以上，发生子宫内膜癌的危险性增高 10 倍。所以，不为体态美，也得减减肥。

子宫内膜癌有哪几种类型

子宫内膜癌大多发生在子宫底部的内膜，往往在子宫两侧角附近，其次为子宫后壁内膜。从病灶的形态和范围而言，有两种类型或者说两种生长方式：

（1）弥漫型：癌肿呈多灶性或累及全部子宫内膜，在子宫内膜表面长成不规则息肉状或菜花样赘生物，突入宫腔，进而充满宫腔，甚至脱出于子宫颈口外。癌组织呈灰白色或淡黄色，质脆，表面常有坏死、溃疡、出血。虽累及内膜的范围广泛，浸润子宫肌层或扩展至子宫颈管较晚。一旦癌肿侵犯子宫颈管，则可堵塞子宫颈管而导致子宫体腔积脓。

（2）局限型：癌灶局限于某一部位子宫内膜，多见于子宫底或角部，呈息肉样、乳头样或小菜花状生长，颜色灰白或灰红，表面有溃疡、易出血。常于短期内即侵犯子宫肌层，有时病灶虽小，已浸润子宫深肌层且有转移。

那么，显微镜下，子宫内膜癌又有哪些细胞类型呢？显微镜下常见以下几种细胞类型：

（1）内膜样腺癌：约占80%。内膜腺体高度异常增生，大小与形态不一，排列紊乱，腺体与腺体有明显的背靠背现象，或两个腺体的基膜消失，腺上皮细胞相互融合，呈共壁现象。有时腺上皮呈乳头状，向腺腔内突出，形成继发腺体而呈腺套腺现象。癌细胞异型明显，核大、不规则、深染、核分裂活跃。分化差的腺癌，腺体很少或腺体结构消失，成实性癌块。

（2）腺癌伴鳞状上皮分化：腺癌组织中含有鳞状上皮成分。若为良性鳞状上皮，为腺角化癌。如杂有恶性鳞状上皮，成片状与腺癌细胞毗邻或由结缔组织与腺癌相隔，为鳞腺癌。

（3）浆液性腺癌：约占10%，乳头样结构复杂，表面复层细胞异形性大。恶性程度很高，易广泛累及子宫肌层、经脉管及淋巴转移；无明显肌层浸润时，也可能发生腹膜播散。

（4）透明细胞癌：约占4%。肿瘤由两种细胞组成。一种为透明细胞，细胞大而不规则，细胞质丰富、透亮，细胞核大而深染、居中，细胞多呈实性片状排列，或形状如乳头、腺管样。另一种为靴钉样细胞，细胞质少，细胞核

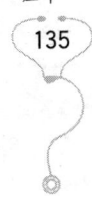

明显增大、畸形、突向腺管腔内或排列在腺体乳头表面。恶性程度较高,易早期转移。

子宫内膜癌通过哪些途径转移

子宫内膜癌一般生长较缓慢,局限于子宫内膜层的时间较长。当然,发展较快的也有。无论生长慢还是发展快,是癌都有恶性行为——转移。子宫内膜癌的转移途径以淋巴转移为主,其次为直接蔓延,到晚期则可通过血行转移。

淋巴转移是子宫内膜癌最主要的转移途径,尤其是癌组织分化不良,或已浸润至子宫深肌层,或扩散至子宫颈管时,更易发生淋巴转移,因为女性生殖器官具有丰富的淋巴管网络及淋巴结。伴随相应血管而行的淋巴管首先汇集进入沿髂动脉分布的各组淋巴结,然后转入腹主动脉周围的腰淋巴结,最终在第2腰椎处注入胸导管的乳糜池。从内生殖器淋巴结来说,分为3组:① 髂淋巴结组,沿髂动脉排列,分为髂总、髂外和髂内三区;② 腰淋巴结组,在主动脉旁;③ 骶前淋巴结组,位于骶骨前面与直肠之间。子宫体及子宫底部、输卵管及卵巢的淋巴管网络均输入腰淋巴结;子宫体两侧的淋巴管网络可沿子宫圆韧带进入浅腹股沟淋巴结。阴道上段的淋巴液流向基本与子宫颈的淋巴液流向相同,大部汇入闭孔淋巴结与髂内淋巴结组,小部分汇入髂外淋巴结组,并可经子宫骶骨韧带汇入骶前淋巴结组。至于外生殖器淋巴结,分为深、浅两部分,均汇入髂外淋巴结组。腹股沟浅淋巴结有10～20个,收容外生殖器、会阴、阴道下段、肛门部及下肢的淋巴回流,其输出管进入腹股沟深淋巴结组。腹股沟深淋巴结收容阴蒂、股静脉区及腹股沟浅淋巴回流,又注入髂外、闭孔、髂内等淋巴结组,再转至髂总淋巴结组。

子宫内膜癌的淋巴转移途径与生长部位有关。位于子宫体上段或子宫底部的癌肿可沿阔韧带上部的淋巴管网,经骨盆漏斗韧带至卵巢,再向上至腹主动脉淋巴结。癌在子宫角部时,可沿圆韧带的淋巴管转移至腹股沟淋巴结。子宫体中段的癌肿可转移至髂内淋巴结,再至髂外、髂总淋巴结或沿圆韧带至腹股沟淋巴结。子宫体下段及扩散到子宫颈管的癌灶,与子宫颈癌的淋巴转移途径相同,可至宫旁、髂内、髂外及髂总淋巴结。子宫后壁的内膜癌可沿子宫骶骨韧带扩散到骶前淋巴结。

直接蔓延是子宫内膜癌的第2种转移途径。癌肿沿子宫内膜生长,向上经子宫角部至输卵管,向下至子宫颈管,并可继续蔓延至阴道。癌肿亦可向子宫内膜深处生长而浸润子宫肌层、浆膜层,再蔓延至输卵管、卵巢,继而广泛种植在腹膜、子宫直肠陷凹、大网膜及邻近的肠管上。

血行转移较少见,多发生在晚期,癌细胞可随血流转移至肺、胸、腹膜、肝、骨等处。

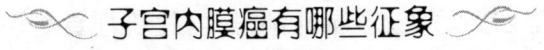

子宫内膜癌有哪些征象

子宫内膜癌虽然生长缓慢,但因癌组织脆、易出

血,故出现症状较早。大多数患者的第1个症状是子宫异常出血。绝经前患者表现为月经量增多、经期延长或经间期出血。绝经后患者一般因持续性或间断性少量阴道流血而就诊,偶有绝经数年后突然发生大量阴道流血者。

约1/3患者在病变早期主诉阴道排液或者说白带增多,呈浆液性或血水样。晚期癌肿并发感染时,则阴道排液为脓性或脓血性,量多、恶臭。病至晚期,当癌肿浸润子宫周围组织、转移至盆腔淋巴结或压迫盆腔神经时,引起下腹及腰骶部疼痛并向大腿部放射而有进行性加剧。若癌肿蔓延至子宫颈,堵塞子宫颈管,以致宫腔积血、积脓时,出现下腹胀痛或痉挛性疼痛(由子宫收缩引起)。

晚期患者常有贫血、消瘦、发热等恶病质现象。妇科检查时,早期患者多无特殊征象,稍晚则子宫增大。宫腔积脓时,子宫增大且软或有囊性感,压痛。晚期可在子宫旁扪及转移结节或块物。

由上所述可见子宫异常出血及阴道排液增多是子宫内膜癌的较早期症状,但毫无特异性,因为它们也是多种妇科疾病的主要症状,像围绝经期无排卵性功血、子宫黏膜下肌瘤、老年性子宫内膜炎合并宫腔积脓、老年性阴道炎、原发性输卵管癌、子宫颈管癌等等。正因为临床表现类似,易于混淆,所以必须借助一些辅助检查诊断,主要是B型超声检查、诊断性刮宫、宫腔镜检查等以明确诊断。

怎样能早期发现子宫内膜癌

防病胜于治病,但在确切病因尚不明了的情况下,真正的预防事实上仍困难重重。对于人体任何器官组织,癌症的共同伎俩是"偷袭"。癌症几乎都在"宿主"的不知不觉中发展。待等有所察觉,往往已成定局。因此,对于癌症,虽然还不能把它们统统扼杀在摇篮中,但至少要力争做到早期诊断与早期治疗,从而可获得最佳效果。

早期发现子宫体癌的关键在于医患双方提高警惕。围绝经期妇女出现月经紊乱、经期延长或经量多;绝经后妇女发生阴道流血,或在劳累后、排尿或排便后有"血",必须及时就诊。凡阴道常有水样或血性排液,而不能以一般生殖道炎症解释者;持续无排卵的年轻妇女;卵巢功能性肿瘤患者;因种种原因应用雌激素制剂的任何年龄妇女;有子宫内膜癌家庭史者等等都是"可疑"对象。通过常规妇科检查、B型超声检查后,如果高度可疑,应作诊断性刮宫明确诊断。如果疑有子宫颈管病变,需行分段诊断性刮宫。所谓分段诊断性刮宫,意指术时分段进行,先搔刮子宫颈管,取得组织物;探测子宫腔长度后,搔刮子宫下段;最后搔刮子宫体部、子宫底部及两侧子宫角附近,所得组织物分别装瓶,做好标记,送做病理学检查,如此可掌握病变部位。

如果有条件进行宫腔镜检查,当然比盲目刮宫更好,可直接窥视子宫腔情况,估计癌肿的范围,并可准确地采取标本作组织病理学检查。

子宫内膜癌是怎样划分期别的

与子宫颈癌一样,子宫内膜癌也有期别,不同期别的临床表现,治疗方法及预后不同。子宫内膜癌有两种分期法(表1,表2):

表1 子宫内膜癌临床分期(国际妇产科联盟,1982)

分 期	肿 瘤 范 围
0期	腺瘤样增生或原位癌
Ⅰ期	癌局限于子宫体
Ⅰ$_a$期	宫腔长度≤8 cm
Ⅰ$_b$期	宫腔长度>8 cm
	根据组织学分类,Ⅰ$_a$及Ⅰ$_b$期又分为3个亚期:G_1高分化腺癌;G_2中分化腺癌;G_3未分化癌
Ⅱ期	癌已侵犯子宫颈
Ⅲ期	癌扩散至子宫以外、盆腔内(阴道或宫旁组织可能受累),但未超出真盆腔
Ⅳ期	癌超出真骨盆或侵犯膀胱黏膜或直肠黏膜,或有盆腔以外的播散
Ⅳ$_a$期	癌侵犯附近器官,如直肠、膀胱
Ⅳ$_b$期	癌有远处转移

癌浸润肌层的深度及子宫外播散的范围是判断预后的重要因素,但是这两项都不能在手术前作出准确结论。再说子宫腔长度可受其他因素,如子宫肌瘤、多次分娩等的影响。因此,临床分期显然存在不足之处。

表2 子宫内膜癌手术-病理分期(国际妇产科联盟,2000)

分　期	肿瘤范围
Ⅰ期	癌局限于子宫体
ⅠA	癌局限在子宫内膜
ⅠB	侵犯肌层≤1/2
ⅠC	侵犯肌层＞1/2
Ⅱ期	癌扩散至子宫颈,但未超越子宫
ⅡA	仅累及子宫颈管腺体
ⅡB	浸润子宫颈间质
Ⅲ期	癌局部和(或)区域转移
ⅢA	癌浸润至浆膜和(或)附件,或腹腔积液含癌细胞,或腹腔冲洗液阳性
ⅢB	癌扩散至阴道
ⅢC	癌转移至盆腔和(或)腹主动脉旁淋巴结
Ⅳ期	癌侵犯膀胱黏膜或直肠黏膜,或有盆腔以外的播散
ⅣA	癌浸润膀胱黏膜和(或)直肠黏膜
ⅣB	远处转移,包括腹腔内和(或)腹股沟淋巴结转移

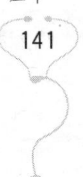

子宫内膜癌有哪些治疗方法

治疗应根据子宫大小、肌层是否被浸润、子宫颈管是否累及,癌细胞分化程度以及患者全身情况而定。简而言之,确定期别最关键。方法很多,有手术、放射、药物治疗等,近年来趋向于采取综合疗法,以提高5年生存率。

(1)手术治疗:手术是子宫内膜癌的首选治疗方法,尤其对于早期病例。Ⅰ期患者行筋膜外全子宫切除术。鉴于子宫内膜癌的卵巢转移率高达5%～12%,故一般同时切除双侧输卵管、卵巢。又因子宫切除后阴道残端的癌复发率高达10%～12%,手术时需切除与子宫颈连接的阴道上段1～2 cm。不过,倘若有下列情况之一,应行盆腔及腹主动脉旁淋巴结取样和(或)清扫术:① 病理类型为透明细胞癌、浆液性癌、鳞形细胞癌或未分化内膜样癌。② 侵犯肌层深度超过1/2。③ 肿瘤超过2 cm。至于Ⅱ期患者,需行广泛子宫切除术及双侧盆腔淋巴结、腹主动脉淋巴结清扫术。

(2) 手术加放射治疗:Ⅰ期患者腹腔积液或腹腔冲洗液中找到癌细胞或深肌层已有癌浸润、淋巴结可疑或已有转移,手术后均需加用放射治疗,^{60}Co(钴)或直线加速器外照射。Ⅱ、Ⅲ期患者根据病灶大小、可在术前加用腔内或体外照射。腔内放疗结束后1～2周内进行手术。如体外照射,则结束4周后手术。

(3) 放射治疗:腺癌对放射治疗后太敏感,但仍有一定效果。单纯放射治疗主要适用于Ⅲ期以上或因年龄过大、合并严重慢性疾病而不能耐受手术的患者,放射治疗应包括腔内照射及体外照射。腔内照射多用^{137}Cs(铯)、^{60}Co(钴)等,体外照射多用^{60}Co(钴)及直线加速器。

(4) 孕激素治疗:对于年轻、要求保留生育功能的子宫内膜原位癌患者;不能手术或放射治疗的较晚期患者或复发转移癌患者可考虑孕激素治疗。孕激素可拮抗雌激素,使内膜癌细胞向正常转化;可抑制腺垂体释放促性腺激素从而抑制卵巢分泌雌激素;可直接作用于癌细胞,抑制癌细胞分裂,从而控制癌肿生长,使癌肿坏死和萎缩。治疗效果与肿瘤细胞分化程度、患者年龄、初次治疗至复发的间隔时间、复发或转移部位、用药剂量等因素有关。分化好的癌肿较分化差的癌肿反应好；局部复发的年轻患者较年老、广泛播散患者的反应好；肺和骨的转移灶较盆腔和腹腔的复发灶反应好；晚期复发的患者较早期复发的患者反应好。凡子宫内膜癌组织中有孕激素受体或雌激素受体者，均可应用孕激素治疗，只是剂量要大，必须达到有效血浓度，持续时间要长，至少半年。此外，孕激素与放射治疗联合，可增加癌细胞对放射治疗的敏感性。各种人工合成的孕激素制剂，如甲羟孕酮、己酸孕酮等均可应用。用药期间不良反应较轻，但可引起水钠潴留、水肿、药物性肝炎等，停药后逐渐好转。

（5）抗雌激素制剂治疗：他莫昔芬是一种口服抗雌激素药物，它能与体内雌二醇竞争受体，与子宫内膜的雌激素受体结合而起抗雌激素作用。此外，它尚有微弱的雌激素作用，可刺激子宫内膜产生孕激素受体而有利于孕激素治疗；高浓度时尚有细胞毒作用。近年将他莫昔芬与孕激素联合应用或序贯应用，以治疗术后发现内膜癌已超出子宫外者、不能手术或放射治疗的晚期患者、复发病例。该药不良反应较小，少数有潮热、皮疹、头晕、恶心、呕吐，偶有血白细胞、血小板减少。

（6）抗癌药物治疗：一般仅用于晚期不能手术或放射治疗后复发的患者，以期缩小肿瘤，延长生命，但疗效不显著。常用多柔比星（阿霉素）、环磷酰胺、氟尿嘧啶、顺铂、紫杉醇等。可单独或几种药物联用，也可与孕激素合并应用。

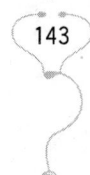

如何预防子宫内膜癌

防病胜于治病。虽然子宫内膜癌的确切病因尚不明了,但是它与雌激素长期持续刺激、子宫内膜增生症的关系业已肯定。因此,有望采取一些预防措施以降低子宫内膜癌的发生率。主要应从以下几方面着手:

(1)凡有卵巢排卵障碍性疾病,如患有多囊卵巢综合征、无排卵性功血的年轻妇女,必须抓紧治疗,在应用雌激素、孕激素控制月经周期后,继续用药促进卵巢排卵。

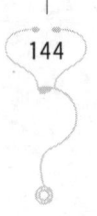

(2)围绝经期妇女出现月经紊乱,并且经期延长,经量增多;绝经后妇女发生不规则子宫出血,无论量多量少,都必须接受诊断性刮宫检查。在排除子宫内膜癌变后,根据病理诊断,进行针对性治疗。单纯性子宫内膜增生,发展为腺癌的概率仅1%,可应用孕激素转化为分泌期内膜后脱落。复杂型增生发展为腺癌的概率约3%;不典型增生属癌前病变,1/3发展为腺癌,以切除子宫为妥。

(3)中老年妇女应积极参加防癌普查,尤其是存在不育、绝经延迟、肥胖等高危因素者,更需定期检查。尽管普查时的子宫颈刮片检查诊断子宫内膜癌的阳性率只不过50%,但是通过防癌宣传教育可了解子宫内膜癌的早期症状及有关知识而提高自我保健意识。

(4)一旦发现卵巢肿瘤,尤其疑是具分泌雌激素功能的肿瘤,应及早手术摘除。

（5）因疾病，如卵巢功能不全、卵巢早衰、围绝经期综合征、骨质疏松等，必须接受雌激素替代治疗的妇女，同时或间断应用孕激素，可抗衡雌激素，降低雌激素刺激子宫内膜细胞增生的作用，并使增生的子宫内膜得以周期性或阶段性转化为分泌期内膜而脱落，降低癌变的发生。

挂号费丛书·升级版
总书目

1. 专家诊治糖尿病并发症　　（内　　科）
2. 专家诊治痛风　　　　　　（内　　科）
3. 专家诊治血脂异常　　　　（内　　科）
4. 专家诊治过敏性疾病　　　（内　　科）
5. 专家诊治失眠症　　　　　（内　　科）
6. 专家指导高血压治疗用药　（内　　科）
7. 专家诊治冠心病　　　　　（心 内 科）
8. 专家诊治高血压病　　　　（心 内 科）
9. 专家诊治心肌梗死　　　　（心 内 科）
10. 专家诊治心律失常　　　　（心 内 科）
11. 专家诊治心脏疾病　　　　（心胸外科）
12. 专家诊治血管疾病　　　　（心胸外科）
13. 专家诊治消化性溃疡　　　（消 化 科）
14. 专家诊治慢性胃炎　　　　（消 化 科）
15. 专家诊治胃病　　　　　　（消 化 科）
16. 专家诊治肠道疾病　　　　（消 化 科）
17. 专家诊治脂肪肝　　　　　（消 化 科）
18. 专家诊治肝病　　　　　　（消 化 科）
19. 专家诊治胆囊炎与胆石症　（消 化 科）
20. 专家诊治胰腺疾病　　　　（消 化 科）
21. 专家诊治肥胖症　　　　　（内分泌科）
22. 专家诊治甲状腺疾病　　　（内分泌科）
23. 专家诊治甲状腺功能亢进症（内分泌科）
24. 专家诊治糖尿病　　　　　（内分泌科）
25. 专家诊治更年期综合征　　（内分泌科）
26. 专家诊治支气管炎　　　　（呼 吸 科）
27. 专家诊治支气管哮喘　　　（呼 吸 科）
28. 专家诊治肺炎　　　　　　（呼 吸 科）
29. 专家诊治肺病　　　　　　（呼 吸 科）
30. 专家诊治肺结核病　　　　（呼 吸 科）
31. 专家诊治打呼噜与睡眠呼吸障碍（呼 吸 科）
32. 专家诊治中风　　　　　　（神 经 科）
33. 专家诊治老年期痴呆　　　（神 经 科）
34. 专家诊治癫痫　　　　　　（神 经 科）
35. 专家诊治帕金森病　　　　（神 经 科）
36. 专家诊治头痛　　　　　　（神 经 科）

37. 专家诊治眩晕症	（神 经 科）	54. 专家诊治子宫疾病	（妇　　科）
38. 专家诊治肾脏疾病	（肾 内 科）	55. 专家诊治妇科肿瘤	（妇　　科）
39. 专家诊治肾衰竭尿毒症	（肾 内 科）	56. 专家诊治女性生殖道炎症	（妇　　科）
40. 专家诊治贫血	（血 液 科）	57. 专家诊治月经失调	（妇　　科）
41. 专家诊治类风湿关节炎	（风 湿 科）	58. 专家诊治男科疾病	（男　　科）
42. 专家诊治乙型肝炎	（传 染 科）	59. 专家诊治中耳炎	（耳鼻喉科）
43. 专家诊治下肢血管病	（外　　科）	60. 专家诊治耳鸣耳聋	（耳鼻喉科）
44. 专家诊治痔疮	（外　　科）	61. 专家诊治白内障	（眼　　科）
45. 专家诊治尿石症	（泌尿外科）	62. 专家诊治青光眼	（眼　　科）
46. 专家诊治前列腺疾病	（泌尿外科）	63. 专家诊治口腔疾病	（口 腔 科）
47. 专家诊治乳腺疾病	（乳腺外科）	64. 专家诊治皮肤病	（皮 肤 科）
48. 专家诊治骨质疏松症	（骨　　科）	65. 专家诊治皮肤癣与牛皮癣	（皮 肤 科）
49. 专家诊治颈肩腰腿痛	（骨　　科）	66. 专家诊治"青春痘"	（皮 肤 科）
50. 专家诊治颈椎病	（骨　　科）	67. 专家诊治性病	（皮 肤 科）
51. 专家诊治腰椎间盘突出症	（骨　　科）	68. 专家诊治抑郁症	（心 理 科）
52. 专家诊治肩周炎	（骨　　科）	69. 专家解读化验报告	（检 验 科）
53. 专家诊治子宫肌瘤	（妇　　科）	70. 专家指导合理用药	（药 剂 科）